U0207154

荣 获

◎ 第七届统战系统出版社优秀图书奖

◎ 入选原国家新闻出版广电总局、全国老龄工作委员会
　办公室首届向全国老年人推荐优秀出版物名单

◎ 入选全国图书馆 2013 年度好书推选名单

◎ 入选农家书屋重点出版物推荐目录（2015年、2016年）

名医与您谈疾病丛书

前列腺疾病
（第三版）

学术顾问◎钟南山　陈灏珠　郭应禄　王陇德

总　主　编◎葛均波　张雁灵　陆　林

执行总主编◎夏术阶　李广智

主　　　编◎夏术阶　韩邦旻

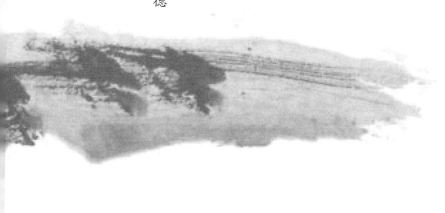

中国健康传媒集团
中国医药科技出版社

内容提要

临床常见的前列腺疾病包括前列腺炎、前列腺增生和前列腺癌，是影响男性健康的一组常见疾病。本书重点介绍前列腺炎、前列腺增生和前列腺癌的一般常识、病因、常见临床症状、诊断与鉴别诊断、治疗以及预防保健知识。本书适合青年医生和基层医院医生，以及前列腺炎、前列腺增生和前列腺癌患者以及家属阅读，更可作为广大男性朋友增加医学常识、正确认识前列腺疾病、提高自我保健能力的科普读物。

图书在版编目（CIP）数据

前列腺疾病 / 夏术阶，韩邦旻主编 . —3 版 . —北京：中国医药科技出版社，2021.1
（名医与您谈疾病丛书）

ISBN 978-7-5214-1894-1

Ⅰ.①前…　Ⅱ.①夏…②韩…　Ⅲ.①前列腺疾病—防治—普及读物　Ⅳ.① R697-49

中国版本图书馆 CIP 数据核字（2020）第 101257 号

美术编辑　陈君杞
版式设计　南博文化

出版　**中国健康传媒集团** | 中国医药科技出版社
地址　北京市海淀区文慧园北路甲 22 号
邮编　100082
电话　发行：010-62227427　邮购：010-62236938
网址　www.cmstp.com
规格　710×1000mm $^1/_{16}$
印张　12 $^1/_2$
字数　176 千字
初版　2009 年 4 月第 1 版
版次　2021 年 1 月第 3 版
印次　2022 年 1 月第 2 次印刷
印刷　三河市万龙印装有限公司
经销　全国各地新华书店
书号　ISBN 978-7-5214-1894-1
定价　38.00 元

获取新书信息、投稿、为图书纠错，请扫码联系我们。

《前列腺疾病》

编委会

出版者的话

党的十八大以来，以习近平同志为核心的党中央把"健康中国"上升为国家战略。十九大报告明确提出"实施健康中国战略"，把人民健康放在优先发展的战略地位，并连续出台了多个文件和方案，《"健康中国2030"规划纲要》中就明确提出，要加大健康教育力度，普及健康科学知识，提高全民健康素养。而提高全民健康素养，有效防治疾病，有赖于知识先导策略，《名医与您谈疾病丛书》的再版，顺应时代潮流，切合民众需求，是响应和践行国家健康发展战略——普及健康科普知识的一次有益尝试，也是健康事业发展中社会治理"大处方"中的一张有效"小处方"。

本次出版是丛书的第三版，丛书前两版出版后，受到广大读者的热烈欢迎，并获得多项省部级奖项。随着新技术的不断发展，许多观念也在不断更新，丛书有必要与时俱进地更新完善。本次修订，精选了**44**种常见慢性病（有些属于新增病种），病种涉及神经系统疾病、呼吸系统疾病、消化系统疾病、心血管系统疾病、内分泌系统疾病、泌尿系统疾病、皮肤病、风湿类疾病、口腔疾病、精神心理疾病、妇科疾病和男科疾病等，分别从疾病常识、病因、症状表现、诊断与鉴别诊断、治疗和预防保健等方面，进行全方位的解读；写作形式上采用老百姓最喜欢的问答形式，活泼轻松，直击老百姓最关心的健康问题，全面关注患者的需求和疑问；既适用于患者及其家属全面了解疾病，也可供医务工作者向患者介绍病情和相关防治措施。

　　本丛书的编者队伍专业权威，主编都长期活跃在临床一线，其中不乏学科带头人等重量级名家担任主编，七位医学院士及专家（钟南山、陈灏珠、郭应禄、王陇德、葛均波、陆林、张雁灵）担任丛书的学术顾问，确保丛书内容的权威性、专业性和前沿性。本丛书的出版不仅是全体患者的福音，更是推动健康教育事业的有力举措。

　　本丛书立足于对疾病和健康知识的宣传、普及和推广工作，目的是使老百姓全面了解和掌握预防疾病、科学生活的相关知识和技能，希望丛书的出版对于提升全民健康素养，有效防治疾病，起到积极的推动作用。

中国医药科技出版社

2020年6月

序

　　随着我国经济发展与社会进步，人们对健康的重视程度不断提升，对健康知识的需求日益增长。但是科普读物的数量和种类与普及推广工作还不能满足大众需求，尤其是涉及泌尿外科学、男科学领域。由于受传统思想的影响，对于泌尿外科与男科疾病，有些人不愿因其就医或谈起，以至于延误诊疗，所以泌尿外科与男科学领域的科学普及工作尤其必要，任重道远。

　　为积极响应国家2030健康中国的宏伟战略，以夏术阶教授为代表的泌尿外科、男科专家团队及时出版了一系列泌尿外科、男科学科普书，具有重要意义。通过科学普及工作让大众了解人体生理特征与疾病的基础知识，及时抓住疾病的预警信号，比如通过读科普书懂得了血尿意味着什么，从而做到及时就医，合理诊治。

　　泌尿外科与男科学是一门研究泌尿外科疾病以及男性生殖系统结构、功能及其生理和病理过程的学科，涉及疾病广泛。从生理到病理，从诊断到治疗，认识泌尿外科与男科疾病的特点是一个复杂的过程。但是作者们以深入浅出、通俗易懂的文笔，流畅地阐明了相关疾病的病因、诊断、治疗、随访等患者关切的问题。作者们还特别重视从非医学人群中收集大家关心或想知道的疾病相关问题，这使得这套书更具有实用性和可读性。

　　本套科普书，适应形势，观念较新，注重实用，为推动泌尿外科及男科学知识的普及做出了实实在在的贡献。作者们三易其稿，删繁就简，反复斟酌。可谓：其文简，其义博，其理奥，其趣深，为大众奉上一份饱含心血的读物。因此，向大家推荐此书。

中国工程院院士
中华医学会泌尿外科学分会名誉主任委员
中华医学会男科学分会名誉主任委员

郭应禄

2020年2月26日

再版前言

前列腺是男性重要的性腺之一，正常仅有栗子大小。从青年时期开始，几乎每一个男性或多或少地会受到前列腺疾病的困扰：青壮年时期，前列腺炎是十分常见的男性疾病；中老年时期则会发生前列腺增生和前列腺癌。随着我国经济的发展，人们生活水平提高和寿命延长，前列腺疾病发病率明显升高，前列腺增生和前列腺癌已经成为影响中老年男性健康的非常重要的一组疾病。

临床实践中，我们发现人们对前列腺疾病的了解还比较少，缺乏系统正确的理解，往往在发现患有前列腺疾病时，深感忧虑甚至恐慌。极少数单纯以盈利为目的非法医疗机构，利用患者的这种心理，片面宣传，更增加了人们对前列腺疾病的误解。我们编辑这本书，就是系统介绍前列腺的一些基本常识，前列腺最常见的疾病，如前列腺炎、前列腺增生以及前列腺癌的病因、发病特点和诊断治疗等，便于广大读者系统地了解前列腺疾病，正确面对前列腺疾病。本书共分三部分，分别介绍前列腺炎、前列腺增生以及前列腺癌。每一部分又包含常识篇、病因篇、症状篇、诊断和鉴别诊断篇、治疗篇和预防保健篇等几个章节，包含了前列腺的组织学结构、解剖学结构及其与周围脏器的关系，前列腺疾病发病的原因和特点，人们常进入的误区，前列腺疾病的诊断和治疗进展，以及疾病的注意事项等，采用简洁明了的问答形式，对前列腺疾病进行系统介绍，为广大前列腺疾病患者及家属提供前列腺疾病的相关知识，使疾病得以早期发现、早期诊断和合理治疗。

本书第一版于2009年出版发行，受到读者的广泛欢迎以及专家的好评，2014年出版了第二版。近年来，前列腺疾病的诊疗领域又增添了新的知识，治疗方法也有了改进和提高。应广大读者和患者的要求，我们在第二版基础上对内容进行了修正和补充，使全书内容更能反映前列腺疾病诊疗领域的新进展。响应"健康中国2030"的目标，正确认识、早期诊断和早期治疗前列腺疾病，显然科普宣教是非常重要的内容，本书第三版的出版恰逢其时，此次再版得到了上海交通大学附属第一人民医院领导，以及泌尿外科老前辈唐孝达教授和凌桂明教授等专家的关怀和指导，历时数月，参阅大量中外文献编写而成。本书内容详细全面，语言通俗易懂，文字深入浅出，具有实用性。编写本书的目的就是使广大男性朋友、前列腺疾病患者及其家属能够系统地认识该疾病，同时本书也适合泌尿外科青年医生、基层医院和社区医院医生阅读。

由于编写仓促，不足之处在所难免，谨请读者指正。

夏术阶

2020年5月于上海

目录

良性前列腺增生症

常识篇

什么是良性前列腺增生症？ ………………………………………… 2

前列腺在我们身体的什么地方？ …………………………………… 2

男人都有前列腺吗？ ………………………………………………… 3

女性有前列腺吗？ …………………………………………………… 3

前列腺的正常功能是什么？ ………………………………………… 4

正常前列腺的大小是多少？ ………………………………………… 4

前列腺结构随年龄变化而变化吗？ ………………………………… 5

前列腺大就一定是前列腺增生吗？ ………………………………… 5

常见的前列腺疾病有哪些？ ………………………………………… 6

哪些人容易患前列腺增生？ ………………………………………… 6

年轻人也会患前列腺增生吗？ ……………………………………… 7

"前列腺增生"跟"前列腺肥大"是一回事吗？ ………………… 7

"前列腺增生"跟"前列腺炎"是一回事吗？ …………………… 8

排尿不通畅就一定是前列腺增生引起的吗？ ……………………… 9

前列腺增生为什么会影响排尿情况？ ……………………………… 9

年龄大了，排尿不通畅是正常的吗？ …………………………………… 10

到了多大年龄需要注意前列腺的健康问题？ …………………………… 10

患了前列腺增生，会影响夫妻正常性生活吗？ ………………………… 11

前列腺增生会影响寿命吗？ ……………………………………………… 11

前列腺增生会发展成前列腺癌吗？ ……………………………………… 12

前列腺增生会无限增大吗？ ……………………………………………… 13

病因篇

男性为什么会发生良性前列腺增生症？ ………………………………… 14

前列腺增生与饮食有关系吗？ …………………………………………… 15

饮酒能促进前列腺增生吗？ ……………………………………………… 15

吸烟与前列腺增生有关系吗？ …………………………………………… 15

前列腺增生与性生活有关吗？ …………………………………………… 16

症状篇

常见的前列腺增生症状有哪些？ ………………………………………… 17

什么是尿频？ ……………………………………………………………… 18

什么是尿急？ ……………………………………………………………… 19

什么是尿失禁？ …………………………………………………………… 19

尿急与尿失禁是一回事吗？ ……………………………………………… 19

前列腺增生会不会造成尿失禁？ ………………………………………… 20

什么是排尿困难？ ………………………………………………………… 20

什么是尿痛？ ……………………………………………………………… 20

什么是血尿？ ……………………………………………………………… 21

前列腺增生为什么会引发血尿？ ………………………………………… 22

排尿次数与哪些因素有关？ ……………………………………………… 22

正常的膀胱容量是多少？ ………………………………………………… 23

什么是夜尿增多？夜尿为何增多？ ················· 23

什么是残余尿？ ················· 24

前列腺增生为什么会引发尿路感染？ ················· 24

前列腺增生为什么会引发膀胱结石？ ················· 25

前列腺增生为什么会引发肾积水？ ················· 25

如果前列腺增生的症状没有得到治疗，会产生哪些后果？ ········· 26

诊断与鉴别诊断篇

前列腺增生是怎样诊断的？ ················· 28

前列腺增生通常要做哪些检查？ ················· 30

医生通过B超检查，要了解什么情况？ ················· 30

做泌尿系统B超检查时，要注意什么？ ················· 31

为什么要做"尿流率"检查？ ················· 31

尿流率检查可以了解什么情况？ ················· 31

尿流率检查时，应该注意什么？ ················· 32

尿动力检查是什么？ ················· 32

为什么医生要做肛诊？通过肛诊医生可以了解什么？ ········· 32

为什么医生会建议患者化验尿液？ ················· 33

什么是PSA？ ················· 33

PSA正常值是多少？ ················· 33

为什么医生建议我要查PSA？ ················· 34

PSA不正常该怎么办？ ················· 34

PSA不正常就一定是前列腺癌吗？ ················· 34

除了前列腺增生，还有哪些疾病会导致排尿问题？ ········· 35

前列腺增生症患者有必要做CT和MRI检查吗？ ········· 36

前列腺增生症患者是否需要做上尿路检查？ ········· 36

尿道膀胱镜可以了解哪些情况？ ················· 36

治疗篇

患了前列腺增生，一定需要治疗吗？ …………………………… 38

哪些情况下，前列腺增生需要治疗了？ ………………………… 39

前列腺增生能彻底"治愈"吗？ …………………………………… 40

前列腺增生有哪些治疗方法？ …………………………………… 41

治疗前列腺增生的常用药物有哪几类？ ………………………… 43

非那雄胺（保列治）治疗前列腺增生的原理是什么？ ………… 44

α 受体阻滞剂治疗前列腺增生的原理是什么？ ………………… 44

植物制剂治疗前列腺增生的效果如何？ ………………………… 45

哪些情况下，前列腺增生需要进行手术治疗？ ………………… 45

前列腺增生常用的手术方法有哪些？ …………………………… 46

经尿道手术与传统开放手术比较有哪些优点？ ………………… 47

什么情况下可以采用经尿道手术治疗前列腺增生？ …………… 48

为什么医生会建议患者采用开放手术治疗前列腺增生？ ……… 48

做一个前列腺手术会出多少血？ ………………………………… 48

患者在服用抗凝药，手术风险大吗？ …………………………… 49

如果前列腺增生患者同时有膀胱结石怎么处理？ ……………… 49

用于治疗前列腺增生的激光手术有哪些优点？ ………………… 50

任何人都可以用激光手术治疗前列腺增生吗？ ………………… 51

激光治疗前列腺增生是如何操作的？ …………………………… 52

铥激光有什么优势？ ……………………………………………… 52

铥激光前列腺切除术有什么优势？ ……………………………… 53

铥激光是如何工作的？效果如何？ ……………………………… 53

前列腺切除术和剜除术有什么区别？ …………………………… 54

进行前列腺手术，对患者的身体条件有哪些要求？ …………… 54

为什么前列腺手术后要用导尿管？ ……………………………… 55

为什么前列腺术后需要持续膀胱冲洗？ ………………………… 56

前列腺手术后应该注意什么？ …………………………………… 56

前列腺增生手术会影响夫妻性生活吗？ …………………… 57

为什么做了前列腺手术，还会有血尿？ …………………… 57

手术后出院 1 个月突然出血怎么办？ ……………………… 59

为什么做了前列腺手术，还会排尿不舒服？ ……………… 59

前列腺增生手术后，将来就不会再患前列腺增生了吗？ …… 60

前列腺增生手术后还会得前列腺癌吗？ …………………… 61

前列腺增生手术后是否还需要定期复查？ ………………… 61

预防保健篇

前列腺增生可以预防吗，如何自我保健？ ………………… 62

前列腺增生症患者饮食上应注意什么？ …………………… 62

中药可以预防前列腺增生吗？ ……………………………… 63

保健品可以预防和治疗前列腺增生症吗？ ………………… 63

前列腺增生症患者过性生活是否会令病情加重呢？ ……… 64

前列腺增生症患者过性生活应该注意些什么呢？ ………… 64

为什么预防前列腺增生症要从 40 岁开始？ ……………… 65

前 列 腺 癌

常识篇

前列腺的大体结构和比邻关系如何？ ……………………… 68

"小前列腺，大麻烦"是什么意思？ ………………………… 69

前列腺液和精液的关系如何？ ……………………………… 69

哪些人容易患前列腺癌？ …………………………………… 69

出现哪些症状应该高度怀疑前列腺癌？ …………………… 70

如何早期发现前列腺癌？ …………………………………… 70

有排尿问题就是前列腺癌吗？ ……………………………… 71

PSA升高一定是前列腺癌吗? ···································· 71

前列腺癌患者PSA一定升高吗? ······························ 72

良性前列腺增生症会变成前列腺癌吗? ···················· 72

良性前列腺增生手术后,还会患前列腺癌吗? ············ 73

前列腺癌是否如其他恶性肿瘤一样会迅速导致死亡? ··· 74

前列腺癌患者还能活多久? ···································· 74

有人说前列腺癌必须尽早治疗,一刻不能耽搁,是这样吗? ·········· 75

为何很多患者确诊时前列腺癌已经转移扩散了? ·········· 76

病因篇

前列腺癌的病因是什么? ·· 77

遗传因素在前列腺癌发病中有作用吗? ···················· 78

前列腺癌的发生与性生活有关吗? ·························· 79

饮食习惯与前列腺癌有关吗? ································· 79

慢性前列腺炎会促进前列腺癌的发生吗? ················· 80

良性前列腺增生会导致前列腺癌吗? ······················· 81

症状篇

前列腺癌有哪些临床表现? ···································· 82

前列腺癌为什么会导致排尿困难? ·························· 83

前列腺癌为什么会导致尿频、尿急? ······················· 83

前列腺癌为什么会导致血尿? ································· 84

前列腺癌为什么会导致骨头痛? ····························· 84

前列腺癌有没有特殊的症状? ································· 85

诊断与鉴别诊断篇

诊断前列腺癌的常用方法有哪些? ·························· 86

可以通过症状区分良性前列腺增生和前列腺癌吗？ ⋯⋯⋯⋯⋯ 87

怀疑前列腺癌时为何要做直肠指诊？如何做直肠指诊？ ⋯⋯⋯ 88

肛诊发现前列腺有结节怎么办？ ⋯⋯⋯⋯⋯⋯⋯⋯⋯⋯⋯ 89

肛诊正常就能高枕无忧吗？ ⋯⋯⋯⋯⋯⋯⋯⋯⋯⋯⋯⋯⋯ 89

肛诊对PSA有影响，如何处理好肛诊与PSA检查的时机？ ⋯⋯ 89

做过普通经体表B超了，为何还要做经直肠B超？ ⋯⋯⋯⋯⋯ 90

哪些因素会影响PSA检查的结果？ ⋯⋯⋯⋯⋯⋯⋯⋯⋯⋯ 90

PSA检查会出现误差吗？ ⋯⋯⋯⋯⋯⋯⋯⋯⋯⋯⋯⋯⋯⋯ 90

非那雄安怎样影响PSA？ ⋯⋯⋯⋯⋯⋯⋯⋯⋯⋯⋯⋯⋯⋯ 91

什么是游离PSA，为何还要检测游离PSA？ ⋯⋯⋯⋯⋯⋯⋯ 91

PSA异常该怎么办，一定要马上进行前列腺穿刺活检吗？ ⋯⋯ 91

需要定期进行PSA检查吗？ ⋯⋯⋯⋯⋯⋯⋯⋯⋯⋯⋯⋯⋯ 92

PSA多久化验1次？ ⋯⋯⋯⋯⋯⋯⋯⋯⋯⋯⋯⋯⋯⋯⋯⋯ 92

为何要做前列腺穿刺活检？ ⋯⋯⋯⋯⋯⋯⋯⋯⋯⋯⋯⋯⋯ 93

前列腺穿刺要打麻醉吗？ ⋯⋯⋯⋯⋯⋯⋯⋯⋯⋯⋯⋯⋯⋯ 93

前列腺穿刺要做哪些准备？ ⋯⋯⋯⋯⋯⋯⋯⋯⋯⋯⋯⋯⋯ 94

前列腺穿刺后应注意些什么？ ⋯⋯⋯⋯⋯⋯⋯⋯⋯⋯⋯⋯ 94

前列腺穿刺有哪些危险，前列腺穿刺可能的并发症是什么？ ⋯⋯ 94

前列腺穿刺是否会导致肿瘤扩散或快速生长？ ⋯⋯⋯⋯⋯⋯ 95

如何进行前列腺穿刺？ ⋯⋯⋯⋯⋯⋯⋯⋯⋯⋯⋯⋯⋯⋯⋯ 95

超声导引下进行前列腺穿刺，是缉拿前列腺癌的"神探手"吗？ ⋯ 96

前列腺穿刺阴性，是否就说明没患前列腺癌？ ⋯⋯⋯⋯⋯⋯ 96

第一次前列腺穿刺阴性，什么情况下需重复穿刺？ ⋯⋯⋯⋯⋯ 96

重复穿刺后，仍未找到癌细胞，但PSA仍升高，该怎么办？ ⋯⋯ 97

在进行TURP手术后病理发现前列腺癌，该怎么办？ ⋯⋯⋯⋯ 97

诊断前列腺癌，CT和MRI哪一个更好？ ⋯⋯⋯⋯⋯⋯⋯⋯ 97

前列腺癌的恶性程度都一样吗？ ⋯⋯⋯⋯⋯⋯⋯⋯⋯⋯⋯ 98

Gleason评分是怎么回事？ ⋯⋯⋯⋯⋯⋯⋯⋯⋯⋯⋯⋯⋯⋯ 98

同位素骨扫描对前列腺癌的诊断有什么意义？ …………………… 99

所有的前列腺癌患者都要进行骨扫描吗？ ……………………… 99

骨扫描的准确性高吗？阴性就一定说明没转移吗？ …………… 100

治疗篇

前列腺癌有哪些治疗方法？ …………………………………… 101

如何选择正确的治疗方法？ …………………………………… 102

确诊前列腺癌就要马上治疗吗？ ……………………………… 102

所有的前列腺癌都可以进行根治手术吗？ …………………… 103

什么是前列腺癌根治术？ ……………………………………… 104

前列腺癌根治术有哪几种手术方法？ ………………………… 104

腹腔镜前列腺癌根治术是怎么回事？ ………………………… 105

机器人辅助腹腔镜前列腺癌根治术是怎么回事？ …………… 106

哪些患者适合行腹腔镜前列腺癌根治术？ …………………… 106

前列腺癌中晚期患者，就完全失去手术机会了吗？ ………… 107

开放经耻骨后手术和腹腔镜手术效果一样吗？ ……………… 107

腹腔镜前列腺癌根治术能有效治疗前列腺癌吗？ …………… 108

腹腔镜前列腺癌根治术有哪些并发症？ ……………………… 108

腹腔镜前列腺癌根治术后的护理要注意些什么？ …………… 109

开放术式前列腺癌根治术与腹腔镜前列腺癌根治术哪种
　　方法更好？ …………………………………………………… 109

腹腔镜前列腺癌根治术与机器人辅助腹腔镜前列腺癌根治术的
　　差异在哪里？ ………………………………………………… 110

开放术式前列腺癌根治术、腹腔镜前列腺癌根治术、机器人辅助
　　腹腔镜前列腺癌根治术，哪种手术方式更好？ ………… 111

前列腺癌根治术效果怎样？ …………………………………… 112

前列腺穿刺活检后，为什么要等6~8周后才进行手术？ …… 112

前列腺癌根治术后，是否会丧失性功能？ …………………… 113

何为前列腺癌的新辅助治疗？ …………………………………………… 113

什么叫作辅助内分泌治疗？ ……………………………………………… 114

前列腺癌根治术后，是否还需要其他辅助治疗？ ………………… 114

前列腺癌术后辅助内分泌治疗是必需的吗？ ……………………… 115

哪些患者需要进行辅助内分泌治疗？ ……………………………… 115

如何进行激素辅助治疗？ …………………………………………… 116

前列腺癌患者在等待手术期间该注意什么？ ……………………… 116

前列腺癌根治术后多久来医院复查一次？ ………………………… 117

前列腺根治术后PSA仍然较高是怎么回事，应如何处理？ ………… 117

手术后PSA降到很低，但1年后，发现PSA持续升高，该怎么办？

是肿瘤复发了吗？ ………………………………………………… 118

前列腺癌根治术后，PSA在正常范围，但医生说不理想，

是怎么回事？ ……………………………………………………… 118

前列腺癌根治术后，为何仍需打针吃药？ ………………………… 119

前列腺癌根治术后为何还需做放疗？ ……………………………… 119

前列腺癌根治术后，PSA下降到0.01ng/ml，但近几个月来PSA又

升高到了0.3ng/ml，该怎么办？ ………………………………… 120

什么叫生化复发？需要马上治疗吗？ ……………………………… 120

生化复发了，是否意味着肿瘤复发，还能活多久？ ……………… 121

手术后，为什么会难以控制尿液漏出，有办法治疗吗？ ………… 121

前列腺癌根治术后，如何早日恢复尿控功能？ …………………… 122

通过各种康复手段后仍不能恢复尿控怎么办？ …………………… 124

不能耐受前列腺癌根治术者还能得到根治性治疗吗？ …………… 125

放射治疗是怎么回事？ ……………………………………………… 126

前列腺癌的放射治疗有哪些方法？ ………………………………… 127

放射性粒子植入的内照射治疗是怎么回事？效果怎样？ ………… 127

植入的放射性粒子会对身边的亲人会造成影响吗？ ……………… 128

哪些患者才适合进行放射性粒子的植入放疗？ …………………… 128

为何切除睾丸能治疗前列腺癌？ ···129

打针是否可以代替睾丸切除？ ···129

切睾丸和打针哪种方法更好，各有什么优缺点？ ·······················130

睾丸切除手术后为何医生还要建议口服抗雄激素药物？ ···········130

决定采用打针治疗，但医生建议要先服药几天后才能打针，

　为什么？ ···130

什么是MAB治疗？ ··131

单独应用睾丸切除或单独服用抗雄激素药物，是否也可以达到

　治疗效果？ ···131

睾丸切除后服用氟他氨，现在很稳定，

　可以逐渐把氟他氨减量吗？ ···131

采用打针加口服氟他氨治疗已经q个月了，近几次复查PSA都稳定在

　0.02左右，医生建议患者停药观察，这是否会导致前功尽弃？ ······132

什么是间歇内分泌治疗？有什么好处？ ·······································132

所有进行前列腺癌内分泌治疗的患者都可以接受间歇治疗吗？ ···132

内分泌治疗的间歇期，复查PSA生高，是否需要马上再开始用药？ ···133

接受内分泌治疗，该多久去医院复查1次？要查哪些项目？ ········133

长期进行内分泌治疗，对身体有何影响？ ·····································133

在接受内分泌治疗时经常出现阵阵脸红发热、出汗是怎么回事，

　应怎么办？ ···134

出现不良反应，要立即停药吗？ ···134

内分泌治疗会一直有效吗？ ···135

患者睾丸切除后一直吃氟他氨，现在发现PSA升高到手术前的水平，

　医嘱停服氟他氨，但患者很害怕，可以停吗？如果换用其他

　药物能有效吗？ ···135

患者服用氟他胺已经无效，医生换用比鲁卡胺，是否说明比鲁卡

　胺比氟他氨好，那么，一开始服用比鲁卡胺不是更好吗？ ·······136

什么叫激素非依赖性前列腺癌？ ···136

如何判断是否已进入激素非依赖性前列腺癌这一阶段？ ··············137

如何延长激素治疗的有效期？ ……………………………………… 137

已经被诊断为激素非依赖性前列腺癌，该怎么办？ ……………… 137

晚期前列腺癌采用化疗是否有效？ ……………………………… 138

什么药物效果较好？有哪些副作用？ …………………………… 138

患前列腺癌已3年，近来常感背痛明显，是否要到医院检查？ …… 139

前列腺癌骨转移是否都需要马上治疗？ ………………………… 139

前列腺骨转移骨痛难忍，内分泌治疗无效，怎么办？ …………… 140

医生建议患者参加临床研究是把患者当成小白鼠吗？ ………… 140

预防保健篇

前列腺癌能预防吗？ ……………………………………………… 142

确诊前列腺癌后，该怎么办？ …………………………………… 143

前列腺癌患者，饮食上应注意哪些问题？ ……………………… 143

前列腺癌患者应选择哪些适合自己的运动方式？ ……………… 144

前 列 腺 炎

常识篇

什么是前列腺炎？ ………………………………………………… 146

前列腺炎分为哪些种类？ ………………………………………… 146

前列腺液是怎么取出来的？ ……………………………………… 147

采集前列腺液时应注意什么？ …………………………………… 147

判断前列腺炎是否治愈为什么需要多次前列腺液检查？ ……… 148

为什么青壮年易发前列腺炎？ …………………………………… 148

前列腺炎的发病率如何？ ………………………………………… 148

慢性前列腺炎会引起前列腺增生吗？ …………………………… 149

慢性前列腺炎会引起前列腺癌吗？ ……………………………… 149

慢性前列腺炎影响性功能吗？ ································· 149

慢性前列腺炎要不要禁欲？ ································· 151

慢性前列腺炎会传染吗？ ··································· 151

慢性前列腺炎能否导致不育？ ····························· 152

为什么吸烟、饮酒会诱发前列腺炎？ ······················· 152

前列腺液和精液一样吗？ ··································· 153

前列腺炎属于性病吗？ ····································· 153

手淫会引起前列腺炎吗？ ··································· 154

病因篇

哪些因素可能诱发前列腺炎？ ····························· 155

前列腺炎的诱发因素有哪些？ ····························· 155

细菌性前列腺炎有哪几条感染途径？ ······················· 155

除细菌外还有哪些病原体可以引起前列腺炎？ ··············· 156

慢性前列腺炎有哪些病因？ ································· 156

慢性细菌性前列腺炎有哪些致病菌？ ······················· 157

慢性非细菌性前列腺炎有哪些致病微生物？ ················· 157

症状篇

慢性前列腺炎临床表现有哪些？ ··························· 158

急性细菌性前列腺炎有哪些症状？ ························· 158

急性细菌性前列腺炎容易引起哪些并发症？ ················· 159

慢性前列腺炎有哪些症状？ ································· 159

什么是慢性前列腺炎症状评分？ ··························· 159

诊断与鉴别诊断篇

如何诊断急性细菌性前列腺炎？ ··························· 163

如何诊断慢性细菌性前列腺炎？ ·· 163

如何诊断慢性非细菌性前列腺炎？ ··· 164

怎样看前列腺液常规检查的化验单？ ······································ 164

如何诊断滴虫性前列腺炎？ ··· 165

如何诊断霉菌性前列腺炎？ ··· 165

治疗篇

急性细菌性前列腺炎如何治疗？ ·· 167

慢性细菌性前列腺炎如何治疗？ ·· 168

慢性非细菌性前列腺炎如何治疗？ ··· 168

为什么慢性前列腺炎难治疗？ ··· 168

慢性前列腺炎能"根治"吗？ ·· 170

慢性前列腺炎可以手术治疗吗？ ·· 170

如何自我按摩治疗慢性前列腺炎？ ··· 170

怎样"保养"前列腺，避免前列腺炎复发？ ····························· 171

良性前列腺增生症

- ◆ 什么是前列腺增生?
- ◆ 男人都有前列腺吗?
- ◆ 正常前列腺的大小是多少?
- ◆ 前列腺大就一定是前列腺增生吗?
- ◆ 哪些人容易患前列腺增生?
- ◆ ……

📖 常识篇

什么是良性前列腺增生症？

"前列腺增生"是"良性前列腺增生症"的简称，以前常称为"前列腺肥大"。严格地讲，前列腺增生实际上主要是组成前列腺的细胞数量增多了，而不是细胞体积的肥大，故应命名为"前列腺增生"。但因为前列腺内细胞的增生往往导致前列腺体积的增大，故还是有"前列腺肥大"这样的说法。从专业名词的角度讲，"前列腺增生"是病理学的名词，而"前列腺肥大"是解剖学的概念。

前列腺增生是一种老年男性的常见病，发病年龄大都在50岁以后，随着年龄增长其发病率也不断升高。正常的男性，前列腺增生的初期一般不会引起我们身体的不适感觉，可以说前列腺的增生是悄悄地进行。只有当前列腺增生达到一定程度，才引起与排尿有关的一系列症状，在医学上就称为"前列腺增生症"。

以往认为前列腺增生所产生的症状是由于增大的前列腺压迫尿道所引起，现在已经知道这一概念过于简单。除了前列腺体积增大的因素外，膀胱出口的动力性变化、年龄增长导致的逼尿肌退行性变（老化）、梗阻引起的膀胱神经病变等都与排尿症状有密切的关系。

前列腺在我们身体的什么地方？

前列腺位于盆腔内，其前方为耻骨联合，后方为直肠前壁，上方与膀胱颈、精囊和输精管壶腹相邻，下方与尿生殖膈相接，尿道由上方纵贯其内，两侧射精管由上方斜行向前下方进入前列腺实质内。在临床上作直肠指诊时，隔着直肠前壁向前可触及圆形实质感的前列腺。

男人都有前列腺吗？

正常的男性都有前列腺。它是男性体内的一个器官，就像肝脏、脾脏一样，是组成我们正常身体的一部分。前列腺为男性生殖器官中最大的附属性腺。

女性有前列腺吗？

女性没有与男性一样的、作为器官存在的前列腺。但女性的膀胱颈部也存在着胚胎时与男性前列腺同源的腺体和纤维组织，同时也受内分泌的影响与控制，称为前列腺样组织，只是相对于男性来说生长不完全，已经退化了。

1950年德国妇产科医生Glafenberg发现两种现象：一是女性靠近尿道一侧的阴道前壁的前端有一个动情区，性兴奋时该区域增大，并向阴道内突出，在达到性高潮时又恢复正常大小；二是在性高潮时女性尿道可喷射出少许清凉的透明液体，这一现象至少在部分女性中可以见到。后来学者们用Glafenberg名字的第一个字母来命名女性阴道内的这一性敏感区域，称为G点。由于G点的位置与男性前列腺的位置相似，并在那里发现了前列腺样组织构成，这些组织通过开放于尿道的细小管道把含有前列腺酸性磷酸酶的分泌物排至尿道内，所以也有人把这一群组织称为女性前列腺。如果该处发生慢性炎症或结节性瘤样增生，导致膀胱颈部狭窄甚至梗阻，则会产生以排尿不适为主的一系列症状。

前列腺的正常功能是什么？

（1）具有外分泌功能。前列腺是男性最大的性腺附属器官，亦属人体外分泌腺之一。它所分泌的前列腺液是精液的重要组成成分，占精浆的13%~32%。前列腺分泌液是一种乳白色浆性液体，pH为6.45，比血浆含更多的钠、钾、钙，还含有大量的锌和镁，并含有丰富的枸橼酸以及酸性磷酸酶，有营养和增加精子活动的作用。前列腺液的分泌受雄性激素的调控。

（2）具有内分泌功能。前列腺内含有丰富的 5α – 还原酶，可将睾酮转化为更有生理活性的双氢睾酮。双氢睾酮在良性前列腺增生的发病过程中起重要作用。通过阻断 5α – 还原酶，可减少双氢睾酮的产生，从而使增生的前列腺组织萎缩。

（3）具有控制排尿功能。前列腺包绕尿道，与膀胱颈贴近，构成了近端尿道壁，其环状平滑肌纤维围绕尿道前列腺部，参与构成尿道内括约肌。发生排尿冲动时，伴随着逼尿肌的收缩，内括约肌则松弛，使排尿顺利进行。

（4）具有运输功能。前列腺实质内有尿道和两条射精管穿过，当射精时，前列腺和精囊腺的肌肉收缩，可将输精管和精囊腺中的内容物经射精管压入后尿道，进而排出体外。

正常前列腺的大小是多少？

前列腺的外形似栗子，其近端宽大，称前列腺底，为前列腺最为宽大的部分，向上接膀胱颈；前列腺的下端称前列腺尖部，朝向前下方。尖部与底部之间为前列腺体部。前列腺体部前面隆凸，后面平坦，朝向后下方。沿前列腺后部正中线有一浅沟，称前列腺沟或中央沟。前列腺底部宽约3.5cm，前后径和上下径约2.5cm，重18~20g。我们做前列腺B超时常看到的测量前列腺大小的数据以"cm×cm×cm"表示，可简单用0.523与三径的乘积来换算成前列腺的重量，通常认为前列腺重量大于20g即为即为前列腺增生。

前列腺结构随年龄变化而变化吗？

在人一生中，前列腺结构随着年龄变化而变化。10岁之前，前列腺很小，腺体组织未发育，主要由肌肉结缔组织构成，没有真正的腺管，仅有胚芽。到10岁左右，在胚芽的基础上，前列腺上皮细胞开始增多，形成腺管。到青春期，随着睾丸的发育，前列腺腺管发育成腺泡，同时间质组织增多。30岁左右，上皮细胞向腺泡内折叠，使腺泡结构复杂化。从45~50岁开始，折叠于腺泡内的上皮组织开始消失，但位于尿道周围的腺体组织开始增生，压迫外周带使之萎缩，并形成所谓的"外科包膜"。由此可见，前列腺结构随着年龄变化而变化，就其体积而言，幼年时前列腺体积最小，青春期时体积可增大1倍以上，20~50岁期间，前列腺体积相对稳定，50岁以后前列腺体积有可能增大，发展成良性前列腺增生。

前列腺大就一定是前列腺增生吗？

前列腺大不一定是前列腺增生。前列腺增生是一个病理学名词，以前列腺间质及上皮细胞增生为其特征。组织学的前列腺增生可以只表现为显微镜下的增生而不导致前列腺体积的改变。某些前列腺的其他疾病，例如急性细菌性前列腺炎，因前列腺管及其周围间质组织充血、水肿，前列腺小管和腺泡膨胀，临床上直肠指诊或B超检查可发现前列腺肿胀增大，但这种前列腺体积的增大并非是前列腺间质及上皮细胞增生导致，所以不是前列腺增生。

另外，因为个体差异的原因，就如每个人高矮、胖瘦不同一样，男性前列腺的大小也存在差异。不能机械地看待前列腺的大小，一定要结合年龄、是否对身体造成影响、是否存在其他疾病等多方面综合地对待前列腺大小的问题，不能简单地认为前列腺体积大就是前列腺增生。

常见的前列腺疾病有哪些?

在男性一生中，不同的年龄段，常见的前列腺疾病不同。

在儿童时期，前列腺发育缓慢，很少发病，但极少数情况下可发生急、慢性前列腺炎等病变，发病率很低。

在青壮年时期，前列腺易发生的疾病主要为急、慢性前列腺炎。究其原因，青壮年时期正是男性性功能旺盛期，性活动频繁，在性兴奋的刺激下易导致前列腺的反复充血，诱发炎症。其次，青壮年时期是前列腺分泌最旺盛的时期，为细菌的生长提供了良好的条件。如果不注意个人卫生，机体抵抗力低下或其他部位（如尿道）发生感染，病原体就可进入前列腺，形成急、慢性炎症。

在老年时期，睾丸功能退化，男性性激素水平降低，前列腺炎发病率下降，而良性前列腺增生症的发病率明显升高。通过尸体解剖发现，51~60岁的人有50%出现病理学上的前列腺增生，至80岁时，有90%出现前列腺增生。

另一种老年时期常见的前列腺疾病为前列腺癌。在我国的发病率相对欧美国家较低，但近些年来已有迅速增高的趋势，需要引起老年男性的高度重视。

此外，前列腺还可发生结核、结石、囊肿等多种疾病。

哪些人容易患前列腺增生?

至今良性前列腺增生的确切病因尚不完全清楚，以往有双氢睾酮学说、上皮生长因子学说、雄雌激素相互作用学说、氧化应激增加、代谢综合征、慢性炎症、自主神经活动的改变等。目前认为，年龄增长和有功能睾丸的存在是前列腺增生发病的主要因素，两者缺一不可。40岁之前发生前列腺增生的可能性很小，随着年龄增长，发病率随之增高，50岁男性有50%病理学检查可见前列腺增生性改变。此外，前列腺增生可能有一定的家族倾向，与遗传有关。家族性前列腺增生往往比散发性前列腺增生的体积大得多，引起的前列腺症状也较重。关于前列腺增生与吸烟的关系有不同的报告，虽然有报道香烟中的尼古丁可以增加人的血清睾酮水平，但尚无证据支持吸烟会影响前列腺增生的发病率。肥胖（高身体质量指数）与前列腺增生发病率的关系也较复杂，肥胖者前列腺体积比较大，但是在肥胖人群中须手术治疗的前列腺增生的发病率与正常身高质量指数人群无差异。糖尿病、性活动强度、输精管结扎、文化程度等是否为前列腺增生发病的危险因素尚有争议。

年轻人也会患前列腺增生吗？

良性前列腺增生是老年男性常见疾病。Walsh曾指出，前列腺增生是男性年逾40岁出现的病理过程，在此年龄之前极少有前列腺增生。北京大学泌尿外科研究所统计，组织学前列腺增生发病率：31~40岁为4.8%，41~50岁为13.2%，51~60岁为20%，61~70岁为50%，71~80岁为57.1%，81~90岁为83.3%。因为统计研究的人群不同，前列腺增生在各个年龄段的发病率也不一致，但比较统一的认识是：前列腺增生是老年男性常见疾病，40岁以下的男性很少发生前列腺增生；即使存在组织学上的前列腺增生性改变，也很少产生临床症状或临床症状较轻微。

"前列腺增生"跟"前列腺肥大"是一回事吗？

"前列腺增生"跟"前列腺肥大"不是同一个概念。1997年第四届国际良性前列腺增生咨询委员会建议：如由前列腺增生导致前列腺体积增大，即称"良性前列腺肥大"；而"前列腺增生"是一个病理学名词，以前列腺间质及上皮细胞增生为其特征。前列腺增生的组织学可以只表现为显微镜下的增生而不影响前列腺体积的改变。即："前列腺增生"不一定导致"前列腺肥大"；前列腺体积的增大也不一定是由"前列腺增生"导致。其他疾病，比如前列腺炎，也可以导致前列腺体积增大。而且"前列腺肥大"是一个特定的名词，严格意义上专指由"前列腺增生导致的前列腺体积增大"。只是我们在日常生活中没有严格区分这些名词的定义，通常我们所说的"前列腺肥大"就是指"前列腺增生"。

"前列腺增生"跟"前列腺炎"是一回事吗?

"前列腺增生"与"前列腺炎"是两个不同的概念。良性前列腺增生是老年男性常见疾病，前列腺增生以前列腺间质及上皮细胞增生为其特征，除了可导致前列腺体积增大外，膀胱出口部的动力性变化、年龄增长导致的逼尿肌退行性变、梗阻引起的膀胱神经病变等都与前列腺增生导致的下尿路症状密切相关。

前列腺炎为男性生殖系统非特异性感染，青春期前的男孩很少发生，但在男性成人中经常发生。前列腺炎现分为：①急性细菌性前列腺炎；②慢性细菌性前列腺炎；③慢性非细菌性前列腺炎/慢性骨盆疼痛综合征。该型又分为ⅢA（炎症性慢性骨盆疼痛综合征）和ⅢB（非炎症性慢性骨盆疼痛综合征）两种亚型；④无症状性前列腺炎。细菌性前列腺炎常伴有尿路感染，在前列腺分泌物中有大量炎性细胞，局部分泌物细菌病原体培养阳性。急性细菌性前列腺炎常有突然发病和发热病史以及明显的下尿路症状和体征；慢性细菌性前列腺炎其特点是尽管用抗生素治疗，在前列腺分泌系统中存在的病原体仍可引起再发性复发。而非细菌性前列腺炎尽管没有尿路感染病史和前列腺分泌物细菌培养阴性，在前列腺分泌物中有大量炎性细胞。前列腺痛没有尿路感染病史，细菌培养阴性，前列腺分泌物正常，主要症状是与排尿无关的盆腔痛，如会阴、阴茎、尿道、阴囊、睾丸、下腹部及腹股沟等。前列腺增生和前列腺炎是两种独立的疾病，但也可以同时存在。

排尿不通畅就一定是前列腺增生引起的吗？

排尿不通畅的原因很多，不一定是由前列腺增生所致。排尿活动在神经系统调节下完成，且与膀胱逼尿肌、膀胱颈肌肉结构及尿道肌肉结构密切相关。排尿不通畅通常是因膀胱内尿液排出受阻引起的一系列症状，如排尿等待、排尿费力、尿流变细或间断、射程变短以及排尿终末滴沥等。常见的原因有：①下尿路机械性梗阻，如前列腺增生、尿道狭窄及尿道结石等；②下尿路动力性梗阻，如神经源性膀胱尿道功能障碍、使用阿托品类药物后；③心理性，多发生于中年女性，与情绪不良有关。不同性别、不同年龄段，导致排尿不通畅的常见原因也不一样。一般而言，男性排尿困难多见于前列腺疾病和尿道狭窄；女性排尿困难通常是由于膀胱颈硬化所致；儿童排尿困难可能与神经源性膀胱和后尿道瓣膜等有关。

前列腺增生为什么会影响排尿情况？

良性前列腺增生引起排尿症状大致有以下3种因素。

（1）机械性梗阻：前列腺增生时由于前列腺体积增大，增大的前列腺组织可挤压后尿道，使前列腺部尿道伸长、变窄、排尿阻力增大。有些增生的腺体可突入膀胱，造成膀胱出口梗阻。

（2）动力性梗阻：前列腺组织内，尤其是膀胱颈附近含有丰富的α肾上腺受体。前列腺增生时，α受体增加，活性增强，造成间质平滑肌紧张，前列腺张力增大，在膀胱逼尿肌收缩时，膀胱颈和后尿道阻力增大造成动力性梗阻。

（3）继发膀胱功能障碍：下尿路梗阻时，为克服排尿阻力，膀胱逼尿肌收缩力增强，平滑肌纤维增生。膀胱逼尿肌代偿性增生过程中，发生不稳定的逼尿肌收缩，可致急迫性尿失禁。这种逼尿肌的不稳定性在去除梗阻后可以消失。若尿路梗阻不能解除，逼尿肌最终失去代偿，不能排空膀胱而出现残余尿。随着残余尿增加，膀胱成为无张力、无收缩力的尿液潴留囊袋，可出现充盈性尿失禁。

年龄大了，排尿不通畅是正常的吗？

排尿不通畅常见于以下情况。

（1）下尿路机械性梗阻，如前列腺增生、尿道狭窄及尿道结石等。

（2）下尿路动力性梗阻，如神经源性膀胱与使用阿托品类药物后。

（3）心理性，多发生于中年女性，与情绪不良有关。

老年男性排尿不通畅最多见于良性前列腺增生，但应至医院就诊详细检查，以排除尿道狭窄、尿道结石及神经源性膀胱等其他原因，尤其应排除前列腺癌。任何年龄段，排尿不通畅都是不正常的。但需要说明的是，排尿通畅与否是一种主观的个人感觉，这种感觉受情绪、环境影响，随时间变化很大，也不很准确。如果经常感觉排尿不通畅，特别是50岁以上的人，还是应该到正规医院向医生咨询并进行相应的客观检查，明确是否存在导致排尿问题的疾病。

到了多大年龄需要注意前列腺的健康问题？

常见的前列腺疾病有前列腺炎、良性前列腺增生和前列腺癌三大类。青春期前的男孩极少发生前列腺炎，慢性前列腺炎多发生于青壮年，故青春期后青少年即应注意有无前列腺炎所致的健康问题。良性前列腺增生多发生于50岁以上的男性，故50岁以后应注意前列腺增生的问题。前列腺癌也是多发生于老年男性，且早期没有特异性的症状，单纯根据症状无法跟良性前列腺增生进行区分。欧美国家几十年来的临床实践表明，男性50岁之后定期进行"前列腺特异性抗原（PSA）"检测，可以帮助发现早期前列腺癌，从而进行更有效的治疗，改善患者的预后，帮助患者提高生活质量，延长寿命。

患了前列腺增生，会影响夫妻正常性生活吗？

前列腺增生症是前列腺组织增生变大导致的病症，既不损伤阴茎的解剖结构，也不影响指挥阴茎勃起的神经、血管和内分泌功能，因此一般不会明显影响夫妻正常性生活。但临床也观察到，某些前列腺增生的患者，会出现一些性生活上的变化。

有些前列腺增生症患者可引起暂时性的性欲亢进，55岁以后男性几乎都有程度不同的前列腺增生，在前列腺增生开始阶段，可出现与年龄不相符的性欲增强，或者一贯性欲正常，却突然变得强烈起来。这是由于前列腺组织增生，使前列腺功能紊乱，反馈性引起睾丸功能一时性增强所致。频繁的性生活则会加重前列腺增生，因为频繁的性生活本身会使前列腺长时间处于充血状态，引起和加重前列腺的增生。因此，对于那些出现性欲亢进的男子要查一下是否为前列腺增生症的早期症状。

绝对禁欲也不利于前列腺病症康复。每个性发育正常的男性，性能量也在不断地积聚，不可避免经常有性冲动发生。尽管由于种种原因未进行性生活，也未能排出精液，但生殖系统仍会有相关腺体，包括前列腺的分泌增多、血管扩张充血等生理变化。如果在这样的性冲动之下，前列腺产生的分泌物和局部充血得不到宣泄，久之也可能促进前列腺淤血、增生。

前列腺增生会影响寿命吗？

总的来讲，前列腺增生为良性病变，增生进展缓慢，如果不引起尿路梗阻或轻度梗阻时可全无症状，对健康和正常寿命亦无很大影响。前列腺增生发展到一定程度导致排尿和潴尿症状时，如果给予足够的重视，及时就医并进行相应的治疗，也完全可以做到改善生活质量、预防严重并发症发生对健康的不利影响。但如果前列腺增生严重时还没有得到及时的治疗，则可能导致血尿、膀胱结石、反复尿路感染，不能排尿（急性尿潴留），甚至肾脏积水等较为严重的问题，不仅影响生活质量，对健康也造成十分不利的影响。另外，越来越多的证据表明，前列腺增生导致的排尿和潴尿症状如果没有得到及时和有效的治疗，还可加重高血压病、冠心病、糖尿病等常见老年疾病对身体的不利影响，形成恶性循环，使上述疾病的治疗更为困难。

前列腺增生会发展成前列腺癌吗？

关于前列腺增生与前列腺癌之间的关系，医学界存在着意见分歧。

认为前列腺增生与前列腺癌之间有关联的学者发现，在前列腺增生患者中，前列腺癌的发病率和死亡率均较无前列腺增生者为高。另一个重要论据为前列腺增生后其增生的组织有时会形成结节，而增生结节不断增殖，其内部的组织细胞可能会异乎寻常地生长，这就不能排除癌变的可能，因为癌症的本质就是组织细胞无限制地增长。而且有学者还确实发现有的前列腺增生的外层组织中存在着微小癌症病灶。

认为前列腺增生与前列腺癌无关的学者提出：目前并未发现前列腺增生患者中前列腺癌的发病率和死亡率与非前列腺增生者有什么不同；而且其他一些资料表明，前列腺增生与前列腺癌在前列腺内的好发部位不同。前列腺增生多起源于前列腺的移行带，但前列腺癌却最多见于外周带。前列腺的各组成部分之间无论从胚胎发生、解剖部位，乃至生理、病理上均不相同，因此很难找到这两种疾病之间的因果关系。

鉴于前列腺增生的发病率相当高，而前列腺癌的发病率相对较低，以及前列腺增生与前列腺癌起源部位相差很大等现象，有理由相信，前列腺增生一般不会变成癌症，即使它们之间有某种松散的或者尚未察觉的关系，也是如此。患前列腺增生的老年男性应该很好诊治前列腺增生症，不必过于担心或者纠缠于前列腺增生是否会变成癌的问题。

目前已确定的前列腺癌危险因素有：①年龄因素，前列腺癌的发病率随年龄的增长而增加；②遗传因素；③种族因素，东方人发病率较低，而北欧斯堪的那维亚人则很高；此外生活在美国的黑人较白人发病率高，黑人患病要更晚期且存活率要低。可能的危险因素有高脂饮食、雄激素水平等。目前前列腺癌的早期筛查主要靠血清前列腺特异性抗原（PSA）检测，国内推荐50岁以上有下尿路症状的男性应该常规行PSA检查。

前列腺增生会无限增大吗？

前列腺增生以后，其体积不会无限增大，而是增大到一定程度即处于相对稳定状态。

有研究表明，前列腺间质细胞具有引导上皮增生的能力，同时也可制约上皮的增生，表现为上皮细胞和间质细胞的相对数量达到一定水平时即停止再生。所以说，前列腺增生以后，其体积不会无限增大，而是增大到一定程度即处于相对稳定状态。

临床上确有一部分患者的前列腺增生到了一定程度即不再发展，但增生停止以前，对膀胱出口和尿道已经造成的梗阻亦必须及时治疗。

病因篇

男性为什么会发生良性前列腺增生症？

虽然国内外学者对前列腺增生的发病机制已经进行了长达数十年的研究，但确切的病因仍不十分清楚。目前公认的观点是：在男性，有功能睾丸的存在和年龄增长是前列腺增生的主要因素。青春期前切除双侧睾丸者不发生前列腺增生。前列腺是一个高度依赖雄激素生长的腺体，前列腺内的雄激素90%来自睾丸，10%来自肾上腺，前列腺必须依靠雄激素来维持其生长、发育以及发挥功能。但与其他雄激素依赖性组织如脑、骨骼肌和睾丸里的曲细精管上皮不同，在前列腺组织中睾酮需要经过一种叫作5α-还原酶的酶作用后转化为双氢睾酮才能发挥其生物学效应。因为切除睾丸后，体内雄激素缺乏导致前列腺不发育，所以封建社会的太监不会发生前列腺增生。另外，基因突变等原因导致5α-还原酶缺乏，则前列腺也不发育，同样也不会发生前列腺增生。

随着年龄逐渐增长，在有功能睾丸产生的雄激素持续作用下，前列腺也随之增大。前列腺增生组织中双氢睾酮的含量虽然不高于正常前列腺组织，但随着年龄增长，周围血液中的睾酮水平逐步降低，而前列腺中双氢睾酮及雄激素受体却仍保持较高的水平。与其他雄激素依赖性组织不同，前列腺是终生保持对雄激素反应而维持其细胞生长的器官。

另外，雌激素、睾丸内的非雄激素类物质、细胞凋亡、生长因子等都与前列腺增生有着密切的关系，但目前其具体的作用机制还不十分明确。

前列腺增生与饮食有关系吗？

前列腺增生与饮食间的关系来自流行病调查的资料，因为所调查的人群种族不同、所应用的诊断标准存在差异等因素，得出的结论并不一致。此处仅简要介绍一些可能与前列腺增生有关的饮食。食物中可能含有能抑制前列腺增生的物质，如蔬菜、水果、黄豆及稻麦中的一些成分在胃中分解后，产生一些具有雌激素作用的物质，具有拮抗雄激素的作用，相应地对前列腺增生起抑制作用。另外，已有明确研究显示，绿茶含有很多抑制前列腺增生的物质。动物蛋白的摄入量与前列腺增生的发病率的相关性尚无确切结论，但辛辣刺激的饮食会加重前列腺增生的症状。

饮酒能促进前列腺增生吗？

大量饮酒可降低血清睾酮水平和增加雌激素水平，从而影响前列腺增生的发生。国外的尸检报告提示：肝硬化患者中组织学前列腺增生的发生率较低，这些患者的肝硬化多因大量饮酒导致。肝功能不良时对血清睾酮水平和雌激素水平的影响与酒精相似，因此这类患者前列腺增生发病率低可能是酒精和肝功能不良共同作用的结果。

医生特别提醒：虽然国外有临床观察显示饮酒与前列腺增生的发展是负相关的，但是我们不鼓励去酗酒或长期饮酒，而且已有前列腺增生症状的患者，可因饮酒后前列腺充血，加重会阴部的胀痛和排尿梗阻症状。

吸烟与前列腺增生有关系吗？

前列腺增生与吸烟的关系有不同的报道。国外一项对2000例前列腺增生患者的社区调查中，中度吸烟者症状少于不吸烟者，重度吸烟者则与不吸烟者相似。虽然有报道称香烟中含有的尼古丁可以增加人的血清睾酮水平及前列腺中的双氢睾酮水平，但吸烟并未影响前列腺增生的发病。国外还有学者对929名男性随访12年，发现吸烟与需要手术治疗的前列腺增生的发病率无明显相关性。

国内进行的一项针对北京城乡居民的调查发现，乡村居民每周吸烟数量大于城镇居民。调查结果认为乡村居民前列腺增生发病率低于城镇居民可能与吸烟量的差异存在一定关系。

医生特别提醒：鉴于吸烟危害众多，不管与前列腺增生的关系如何，都应该戒烟。

前列腺增生与性生活有关吗？

男性受到性刺激时，外生殖器的变化较明显，如阴茎的勃起、睾丸的提升，而前列腺的变化则较不为人所知。在正常射精时，前列腺会有韵律性地收缩，参与了性高潮的形成，也紧闭了膀胱颈，防止精液逆流入膀胱。当前列腺因各种原因切除后，就可能会有逆行性射精。前列腺炎好发于青壮年，属于性生活频繁的年龄层，所以对性功能的影响较明显。前列腺增生一般不会引起性功能失常，然而因为前列腺增生多见于老年人，而高龄男性性功能失常的比例较高，所以常会有前列腺增生和性功能失常同时存在的情形，但其间是否存在直接相互影响的关系目前尚无统一的意见。最新研究证实前列腺增生及下尿路症状是导致性功能障碍的危险因素。

📖 症状篇

常见的前列腺增生症状有哪些？

前列腺增生的症状多在50岁以后出现，症状与前列腺体积大小不成比例，而取决于引起梗阻的程度、病变发展速度以及是否合并感染等，症状可时轻时重。前列腺增生是随着前列腺增生的发展而逐渐出现的。早期因膀胱功能性代偿而症状不明显，随着病情加重而出现各种症状。临床上主要表现为膀胱刺激症状和梗阻症状。膀胱刺激症状有尿急、尿频、夜尿和急迫性尿失禁等。逼尿肌不稳定是引起膀胱刺激症状的主要原因。梗阻症状有排尿踌躇、费力、排尿时间延长、尿线变细、尿流无力、间断性排尿、尿潴留及充盈性尿失禁等。

（1）尿频：前列腺增生早期最常见的症状是尿频，且逐渐加重，尤其是夜尿次数增多。引起尿频的原因早期是由于膀胱颈部充血刺激引起，后期是由于增生前列腺引起尿道梗阻，使膀胱内残余尿增多、膀胱的有效容量减少所致。此外，梗阻诱发膀胱逼尿肌功能改变、膀胱顺应性降低和膀胱逼尿肌不稳定使尿频更明显。

（2）进行性排尿困难：这是前列腺增生最重要的症状，典型的表现为排尿起始缓慢、排尿断续、射程短、尿线细小、终末滴沥、排尿时间延长。如果梗阻严重，常常需要用力增加腹压帮助排尿，排尿终末常有尿不尽的感觉，排尿费力、分段排尿及排尿不尽等。

（3）尿失禁：当前列腺增生引起的梗阻到达一定程度时，晚期前列增生症膀胱内残余的尿量不断增加。当膀胱内积存大量残余尿时，由于膀胱过度充盈膨胀，膀胱内压力增高至超过尿道阻力后尿液可随时自行溢出，称充盈性尿失禁。

（4）急性尿潴留：在排尿困难的基础上，如有受凉、饮酒、劳累等诱因而引起腺体及膀胱颈部充血水肿时，即可发生急性尿潴留。患者膀胱极度膨胀，下腹胀痛，尿意频繁但不能排出尿液，辗转不安、难以入眠。

（5）血尿：前列腺增生组织表面常有静脉血管扩张充血，破裂后可引起不同程度的无痛性肉眼血尿。出血量不等，多为间歇性，偶有大量出血，血块充满膀胱，须紧急处理。前列腺增生导致的血尿应与膀胱内炎症、结石及肿瘤等原因导致的血尿进行鉴别。

（6）肾功能不全症状：晚期由于长期尿路梗阻而导致两肾功能减退而出现慢性肾功能不全，表现为食欲不振、恶心、呕吐及贫血等。

（7）其他症状：由于长期排尿困难而导致腹压增高，可引起或加重痔疮、脱肛及疝气等。

什么是尿频？

前列腺增生所致的尿频是指常感到尿意的次数明显增加，严重时几分钟排尿1次，每次尿量仅仅几毫升。前列腺增生所致的尿频是指排尿次数明显增加，而每次尿量减少。正常成年男性一般白天排尿4~5次，夜间0~1次，不超过2次。白天每2小时至少排尿1次或夜尿2次以上，即为尿频。尿频可由泌尿生殖道炎症、膀胱结石、膀胱肿瘤、前列腺增生等原因引起。若排尿次数增加，而每次尿量不减少甚至增多可能由生理性大量饮水、食用利尿食物或者服用利尿药物等引起。病理性尿频可由如糖尿病、尿崩症或肾功能衰竭多尿期等引起。有时精神因素亦可引起尿频。

什么是尿急？

尿急是指突然出现的强烈的、不可抑制的排尿愿望。排尿有急迫感，迫不及待，不易控制，尿意一来，即需尽快排尿，稍有懈怠，尿液就有可能不受控制地排出。尿频、尿急、尿痛的症状常同时出现，有的尿急较轻，有的尿痛较重，多互为因果，相互影响。

引起尿频、尿急、尿痛的原因有很多，不光前列腺增生会导致，膀胱肿瘤、膀胱结石、尿道结石、尿路感染等其他膀胱及尿道疾病都有可能导致尿频、尿急、尿痛的表现。有时，无尿路病变的焦虑患者也会尿急。

什么是尿失禁？

尿失禁，是由于膀胱括约肌损伤或神经功能障碍而丧失排尿自控能力，使尿液不自主地流出。尿失禁按照症状可分为完全性尿失禁、充溢性尿失禁、急迫性尿失禁和压力性尿失禁四类。与前列腺增生相关的尿失禁主要是充盈性尿失禁和急迫性尿失禁。

尿急与尿失禁是一回事吗？

尿急与尿失禁不是一回事，但又有联系。

尿急是一种迫不及待要排尿的感觉，严重时可造成急迫性尿失禁。

尿失禁是指各种原因导致的尿液不受控制、不自主地流出。除急迫性尿失禁外，尿失禁还有3类。①真性尿失禁：即由于神经损伤或尿道括约肌本身受损导致其不能收缩控制排尿，使尿液不自主流出。②压力性尿失禁：是由于尿道括约肌张力小，不足以控制尿液，此类疾病常见于老年多产妇女；③充盈性尿失禁：是由于膀胱内残存尿液过多，一有尿液从输尿管中排出到膀胱内时即"挤出"原膀胱内的尿液，自尿道排出，形成尿失禁。前列腺增生后期慢性尿潴留引起的尿失禁即属此类。

前列腺增生会不会造成尿失禁？

答案是会。前列腺增生所致的尿失禁有两类，分别为急迫性尿失禁和充盈性尿失禁。前列腺增生导致尿急症状加重，膀胱逼尿肌不稳定或出现无抑制性收缩时可出现急迫性尿失禁。前列腺增生症后期，患者由于前列腺增生，长期排尿困难致残余尿量逐渐增多形成慢性尿潴留并反流造成双侧肾积水，过度膨胀的膀胱可以使部分尿液不自主流出从而导致尿失禁。这是由于前列腺增生的患者膀胱逼尿肌失去代偿功能，出现残余尿。当残余尿量很大，膀胱过度膨胀且压力很高，大于尿道括约肌的阻力时，尿液不自主从尿道口流出，称为充盈性尿失禁。夜间熟睡后，盆底肌肉松弛，尿液更易自行流出，出现夜间遗尿。

什么是排尿困难？

排尿困难包括排尿踌躇、排尿费力、不尽感、尿线无力、分叉、变细、滴沥等。

排尿踌躇是指排尿开始时间延迟。排尿费力是由于需要增加腹压以启动排尿。

排尿不尽感是指患者排尿后仍感觉到膀胱内有尿液未排出。

尿流分叉为尿流呈现散射状或者双股状。

尿线变细是由于尿流阻力增加所导致。

排尿滴沥是指排尿完毕后仍有少量尿液从尿道口滴出。

什么是尿痛？

尿痛是指排尿时感到尿道、膀胱或会阴部疼痛。其疼痛程度有轻有重，常呈烧灼样，重者痛如刀割。尿痛常见于尿道炎、前列腺炎、前列腺增生、精囊炎、膀胱炎、尿路结石、膀胱结核、肾盂肾炎等。根据尿痛的特点，有助于明确疾病的诊断。

（1）排尿开始时尿痛明显，或合并排尿困难者，病变多在尿道，常见于急性尿道炎。

（2）排尿终末时疼痛，且合并尿急者，病变多在膀胱，常见于急性膀胱炎。

（3）排尿末疼痛明显，排尿后仍感疼痛，或觉"空痛"，或不排尿亦痛者，病变多在尿道或邻近器官，如膀胱三角区炎、前列腺炎等。

（4）排尿突然中断伴疼痛或尿潴留，见于膀胱、尿道结石或尿路异物。

（5）排尿不畅伴胀痛：老年男性多提示前列腺增生，亦可见于尿道结石。

（6）排尿刺痛或烧灼痛：多见于急性炎症刺激，如急性尿道炎、膀胱炎、前列腺炎、肾盂肾炎。

什么是血尿？

尿液中带血即为血尿。正常情况下，尿液中是没有红细胞的。医学上把患者尿液离心沉淀后，用显微镜来检查，如果每个高倍视野中有3个以上的红细胞，就叫血尿。若是仅仅在显微镜下查出红细胞，而眼睛看不出来有血的尿，叫做镜下血尿；如果眼睛能看出尿呈"洗肉水样"或带血色，甚至尿中有血丝或血凝块，叫作肉眼血尿。所以血尿并不是都能被眼睛发现的。用眼睛能看出尿中有血，大约1000ml尿液中至少混入1ml血，这说明血尿较严重，应赶紧查明原因，积极治疗。

需注意，血尿仅是一个危险信号，但血尿程度与疾病的严重程度并不成比例。另外，尿液呈红色并不都是血尿，有些药物、食物也能使尿液呈现红色、橙色或者褐色，如大黄、四环素类等。

前列腺增生为什么会引发血尿？

前列腺增生可出现肉眼或镜下血尿，有些甚至可出现大量血尿。在部分患者，血尿甚至可以是前列腺增生的早期症状。

临床中，由前列腺增生引起的较多量出血并不多见，大多数还是镜下血尿。前列腺是一个富含血管的器官，增生后的前列腺血管更加丰富。前列腺部尿道黏膜经常可见增生、粗大的血管，容易出血。增大的前列腺体压向膀胱和尿道，随着每次排尿而不断受到尿液的冲撞和尿道括约肌及盆腔部肌肉的挤压、限制，这些都会导致前列腺内的血管破裂，出现血尿。此外，在前列腺增生病变的基础上，泌尿系统其他疾病如炎症、膀胱结石等也会引起数量不等的出血。

临床医生建议前列腺增生应以预防为先，能将出现血尿的可能性降到最低。即使出现了血尿，也不要紧张，少量的血尿经保守治疗即可好转。如果是严重的，应尽早到医院请医生评估病情。

排尿次数与哪些因素有关？

上文曾提到，正常成人每天日间平均排尿4~5次，夜间就寝后0~1次。白天每2小时至少排尿1次或夜间就寝后排尿2次以上，即为尿频。但一个人的排尿次数与多种因素有关：

（1）尿量：当尿量增加时，排尿次数亦会相应增多。在生理情况下，如大量饮水、吃西瓜、喝啤酒，由于进水量增加，通过肾脏的调节和过滤作用，尿量增多，排尿次数亦增多，便出现尿频。在病理情况下，如部分糖尿病、尿崩症患者饮水多，尿量多，排尿次数也多，但均无排尿不适的感觉。

（2）炎症刺激：膀胱内有炎症时，尿意中枢处于兴奋状态，产生尿频，并且尿量减少。在炎症刺激下，往往尿频、尿急、尿痛同时出现，被称为尿路刺激征。但有时一些非炎症刺激也可以出现排尿次数改变，如尿路结石、异物，通常以尿频为主要表现。

（3）膀胱容量：如膀胱占位性病变、妊娠期增大的子宫压迫、结核性膀胱挛缩或较大的膀胱结石等可造成尿频症状。

（4）精神神经性因素：常常精神紧张或癔病患者在白天，或夜间入睡前经常会出现排尿次数增多的现象。

正常的膀胱容量是多少？

正常成人膀胱的容量差别很大。不同年龄、性别、个体，膀胱容量各不相同。平均容量为350~500ml，最大容量大约800ml。一般当膀胱容量蓄积到400~500ml时，由于膀胱壁的过度充盈，将产生痛觉，尿意十分明显，此时排尿膀胱逼尿肌的收缩力已有下降。

什么是夜尿增多？夜尿为何增多？

一个标准体重的正常人，24小时总尿量在1600~2400ml之间，夜尿总量相当于全日尿量的1/4~1/3，排尿次数从晚上10点到次晨8点，应小于2次。如果夜尿量大于全天尿量的1/3或超过白天的尿量，且排尿次数明显增多，以后半夜排尿为主，则认为是夜尿增多。

夜尿增多的原因很多，广义上来讲，可分为非肾性和肾性。

1. 非肾性原因

（1）精神性因素。最常见于失眠症患者，失眠很容易产生精神紧张，此时心跳加快，血液循环量增大，尿量增多。因精神较为敏感，膀胱产生尿意反射，导致尿频。反过来，尿频又促进精神紧张加重失眠，形成恶性循环。

（2）大量饮水、喝咖啡、饮用浓茶或服用具有利尿作用的食物，均可引起夜尿增多。

（3）全身性疾病。心功能不全的患者由于夜间平卧时肾血流量增加，尿量会有所增加，因此夜尿增多往往也是心功能不全的早期征兆；糖尿病的患者因血糖高，糖从尿中排出时因渗透作用，带走大量水分，导致夜尿增多。

2. 肾性原因

肾脏病变导致的夜尿增多常见于慢性肾小管间质性疾病、慢性肾小球肾炎伴有严重的间质病变、高血压肾损害及慢性肾功能不全。其原因均是由于肾小管间质受到明显损伤导致肾脏的浓缩功能减退，此时常有尿液及血液检查的异常。进行尿常规及肾功能的检查等可帮助明确诊断。

什么是残余尿？

膀胱残余尿量为排尿后存留在膀胱内的尿液量。正常人膀胱的容量为350~500ml，排尿后残余尿量应少于10ml。残余尿量多于30ml，常提示病理状态。

"残余尿测定"是前列腺增生诊断、治疗效果评价的参考指标之一。常用的方法有导尿法、超声波测定法。导尿的方法虽然比较准确，但经尿道插管会造成患者的痛苦，还会增加尿路感染的机会。所以，现在医院多数都采用B超来测定残余尿，它不仅能避免上述弊端，而且准确率也较高。但需要说明的是，残余尿量的多少受多种因素影响，每次测定时变化较大，不应该孤立地根据一次残余尿量来决定治疗方式，而是应该连续地、动态地与其他指标结合起来进行评估。

前列腺增生为什么会引发尿路感染？

前列腺增生患者由于排尿不畅，尿液滞留，细菌容易在膀胱中栖身繁殖，导致感染。继发下尿路感染时，尿频、尿急、排尿困难等症状加重，并伴有尿痛。如继发上尿路感染，可出现发热、腰痛及全身中毒症状，使肾功能进一步受损。尿常规检查有白细胞，尿培养有细菌生长。前列腺增生患者有尿路感染的应积极治疗。临床上凡老年男性有尿路感染者均应进一步检查有无前列腺增生。如果前列腺增生导致尿路感染反复发生，是前列腺增生手术治疗的指征之一。

前列腺增生为什么会引发膀胱结石？

前列腺增生发展到严重程度时，膀胱功能失去代偿，不能将膀胱内的尿液完全排出膀胱，从而出现残余尿和慢性尿潴留。尿中盐类结晶沉积形成结石，结石可堵住尿道内口出现突然不能排尿，在变换体位后，结石位置移动后又可将尿排出。膀胱结石和残余尿的存在，又容易导致尿路感染，尿路感染可进一步促进结石形成，两种因素互相促进，形成恶性循环，加重前列腺增生的症状。前列腺增生导致膀胱内形成结石，也是前列腺增生手术治疗的指征之一。

前列腺增生为什么会引发肾积水？

在前列腺增生症早期，增大的前列腺挤压尿道，尿道发生轻度梗阻。由于膀胱有代偿功能，能克服前列腺增生所致的轻度尿路梗阻，患者仍能按时排空小便，但排尿时间已比正常人延长。发展到中期，尿道梗阻加重，患者便出现尿频、尿急、排尿不畅等症状，膀胱内的尿液不能完全排空，因而出现残余尿。这时若能及时检查、应用合适的药物治疗，一般仍能改善排尿症状。前列腺增生发展到严重的程度，尿道梗阻严重且长期未得到有效的治疗和纠正，膀胱失去代偿功能，膀胱内残余尿不断增加，使膀胱内压力增高。如果肾脏产生的尿液不能克服膀胱内的压力顺利进入膀胱，将会使两侧肾脏内压力增高，引起双肾积水，损伤肾功能。如果这种状况持续存在，肾脏功能的损害逐步加重，可导致慢性肾功能不全，甚至肾功能衰竭。

我们知道，肾功能不全和肾功能衰竭是两种严重的疾病，不仅对全身各个器官、系统都会产生不利影响，严重时甚至可危及生命。不过，前列腺增生症后期所引起的肾功能不全，与慢性肾炎所致的尿毒症不同，只要治疗及时，预后通常较好。因为肾脏本身并无器质性病变，只要及时解除了尿道梗阻，肾脏仍有希望恢复功能。

对前列腺增生症引起的肾积水的防治，最简单的办法就是及早留置导尿管，解除膀胱尿道梗阻，可帮助肾脏恢复其功能。然而，有一些患前列腺增生症的老年患者，害怕导尿而延误治疗，是造成肾功能不全的根本原因。严重的肾功能不全，留置导尿常需数月，甚至长达1年之久，而长期留置导尿，既不舒服又易发生尿路和生殖道感染，自然不是上策。最好的办法是做膀胱造瘘，待肾功能恢复正常后，再行前列腺摘除术。如果患者年老体弱，同时伴有严重的心肺疾病，而无法耐受前列腺摘除术，也可做终身膀胱造瘘，一样能够过正常生活。

为了避免因前列腺增生而发生肾积水和肾功能不全，应注意以下两点：①当患有前列腺增生症时，应重视我们所介绍的这些症状。这些排尿的表现绝非是老年人的正常现象，而是病症的信号，应及时诊治，防止病情进一步发展；②当出现大量残余尿和尿潴留时，千万不要因害怕导尿而不及时就医和接受治疗，否则延误病情，必然会发生肾积水和肾功能不全。

如果前列腺增生的症状没有得到治疗，会产生哪些后果？

前列腺增生症如果没有得到及时治疗，不但尿频、尿急、排尿困难等症状会持续存在和逐步加重，还可能会引起多种并发症。常见的并发症有以下几种。

（1）急性尿潴留：大量尿液存留在膀胱内，患者有明显的尿意，但不能自行排出，非常痛苦。需急诊留置导尿管以排出膀胱内尿液。

（2）尿路感染：膀胱不能完全排空尿液，有残余尿。尿液是良好的细菌培养基，细菌容易生长，引发尿路感染。前列腺增生者比不是前列腺增生者发生尿路感染的机会高得多。

（3）膀胱结石：因为膀胱里残余尿长期存在，尿中盐类结晶易沉积形成结石。膀胱内形成结石后，又容易滋生细菌导致尿路感染。两者相互促进，加重前列腺增生的症状和并发症。

（4）血尿：前列腺增生引发血尿的原因如前所述。尿路感染、膀胱结石都会促进血尿的发生。

（5）肾积水和肾功能损害：前列腺增生所致的尿路梗阻长期得不到纠正，膀胱逐步失去代偿功能，发生慢性尿潴留而进一步使上尿路梗阻、积水。肾积水持续存在影响肾脏功能，肾脏功能损害到严重的程度后便会发生肾功能不全，甚至尿毒症。

（6）痔疮、疝气：因为前列腺增生导致排尿阻力增大，用力排尿时腹腔内的压力升高，长此以往，就会容易形成痔疮和疝气。

（7）其他：由于长期尿路梗阻和尿频、排尿困难，造成患者严重心理负担及精神紧张，影响患者的休息和生活，加之前列腺增生大都发生于中老年人，这样就更易诱发患者高血压病、冠心病、心力衰竭、脑血管病等一系列疾病，进而危及患者的生活质量和健康。

诊断与鉴别诊断篇

前列腺增生是怎样诊断的？

前列腺增生的诊断依据包括详细的病史询问、体格检查、尿常规检查、肾功能评估、B超检查、症状程度评定、生活质量评估以及尿流率测定等。

病史中前列腺增生症主要的临床表现分为储尿期症状、排尿期症状和排尿后症状，具体有尿频、尿急、夜尿增多及急迫性尿失禁，排尿费力、尿线变细、尿流无力、排尿时间延长、排尿中断、尿滴沥等，严重者会有尿潴留。另外，还有一些相关并发症，如血尿、尿路感染时的排尿刺痛、膀胱结石、腹股沟疝、痔疮等。

体格检查中除了常规的一般检查外，需要特别重视肛门直肠指检，主要是初步判断前列腺的增生情况。尿常规检查主要是确定患者是否有血尿、蛋白尿等异常情况，并明确发生的异常情况是否是因前列腺增生引起。肾功能评估主要用于除外梗阻性尿路病变引起的肾功能不全。

B超检查前列腺，可以观察到前列腺的形态、结构，测定其体积和重量、腺体突入膀胱情况，早期发现合并的前列腺癌、上尿路并发梗阻和测定排尿后剩余尿量等，常用方法有经腹超声和经直肠超声检查。

症状程度评定和生活质量评估可通过见表1-1、表1-2进行。

表1-1 国际前列腺症状评分表（IPSS评分）

在过去1个月，您有否以下症状?	无	少于1/5次	少于半数	大约半数	多于半数	几乎总是
1. 排尿不尽感?	0	1	2	3	4	5
2. 排尿后2小时内又要排尿?	0	1	2	3	4	5
3. 排尿过程中有中断后又开始?	0	1	2	3	4	5
4. 排尿不能等待?	0	1	2	3	4	5
5. 有尿线变细现象?	0	1	2	3	4	5
6. 感觉排尿费力?	0（无）	1（1次）	2（2次）	3（3次）	4（4次）	5（5次）
7. 夜间睡后排尿次数?	0	1	2	3	4	5

表1-2 排尿症状对生活质量的影响（QOL评分）

	非常好	好	多数满意	满意和不满意各半	多数不满意	不愉快	很痛苦
假如按照现在排尿情况，你觉得今后生活质量如何?	0	1	2	3	4	5	6

　　症状程度评定中每个问题从无症状到症状严重分为0~5级。症状总积分0~7分者为轻度；8~19分为中度；20~35分为重度。

　　尿流率能真实反映尿道阻力情况，对前列腺增生患者在治疗前后疗效评价中有重要意义。

　　另外，在诊断前列腺增生时有必要常规查血PSA，用以筛查排除前列腺癌。

　　对于初诊的前列腺增生患者，一般可根据症状、体格检查（特别是直肠指诊）、B超及尿流率的检查做出前列腺增生的诊断。对于合并有并发症及需要进一步鉴别是否存在前列腺癌、尿道狭窄等其他疾病的患者，还需要针对性地进行相应的其他检查。

前列腺增生通常要做哪些检查？

临床诊断前列腺增生，经常采用的检查方法和手段包括以下内容。

（1）基本体格检查：全身检查评价一般身体状况，泌尿系统专科检查了解排尿情况，肛门直肠指检了解前列腺的具体情况，并粗略判断前列腺增生的程度，神经系统检查借以排除与前列腺增生相似症状的神经系统疾病引起的神经源性膀胱功能障碍。

（2）实验室检查：尿常规检查了解是否有前列腺增生引起的尿液异常变化。肾功能检查，主要是血清肌酐值测定，用以排除梗阻性尿路病变引起的肾功能不全，前列腺增生伴有血清肌酐升高者是做影像学检查的适应证。血液常规及生化检查：血红蛋白降低，尿素氮升高提示尿毒症。

（3）辅助检查：B超检查主要测定残余尿的多少和前列腺的大小，有无结节或囊肿，必要时可行前列腺磁共振检查，以及前列腺穿刺活检，特别是前列腺增生同时伴有结节和多次检查血清PSA呈进行性升高者，有必要行穿刺活检术。膀胱尿道镜检查，了解前列腺各叶增生的情况和有无膀胱内的其他病变，为选择具体的手术方式提供依据。尿流率的检查，测定单位时间内的排尿量，主要是用于了解排尿梗阻情况和治疗中的疗效判断。

对准备手术的患者还需完善心、肺、肝功能等术前检查。

针对每一位具体的患者，不是都要进行上述所有的检查。一般初诊的患者通常需要行尿常规、B超、直肠指诊、尿流率等检查。临床医生会根据患者的具体情况采用具体的某几种检查来了解患者的病情，所以同样是前列腺增生的患者，在不同的阶段，所需要的检查各不相同。

医生通过B超检查，要了解什么情况？

在膀胱充盈条件下，B超检查前列腺，可以观察到前列腺的形态、结构，测定其体积和重量、腺体突入膀胱情况、腺体内有无异常回声结节以及残余尿量等。在操作中，测定前列腺的左右、前后、上下三径，然后根据这三径可计算出前列腺的体积和重量，前列腺体积=0.52×（前列腺三径的乘积），前列腺重量=0.546×（前列腺三径的乘积）。经腹超声波测定残余尿简便而无创，可作为首选。另外，前列腺增生患者在进行B超检查时，医生通常会建议患者不仅行前列腺的B超检查，同时还要进行双侧肾脏、输尿管和膀胱的检查。因为前列腺增生患者通常是中老年男性，常伴有肾脏囊肿、结石等常见疾病，而且上述检查还可以方便地了解前列腺增生是否伴有肾脏积水、膀胱结石、膀胱憩室等。

做泌尿系统B超检查时，要注意什么？

泌尿系统（肾脏、输尿管、膀胱、前列腺）的B超检查不需要空腹，可以在检查前正常饮食。因为在检查前列腺时需要膀胱处于充盈状态，故需要膀胱内有一定量的尿液，但无需太多，有想要排尿的感觉时即可。一般可在检查前先喝500ml左右的纯净水，检查顺序通常是先平躺，然后朝左侧身躺，最后朝右侧身躺。对于需要测残余尿的患者，排尿后立即回到B超诊室测量残余尿。

为什么要做"尿流率"检查？

尿流率指在一次排尿过程中单位时间内排出的尿量。尿流率的变化能真实反映尿道的阻力情况。前列腺增生的病理改变是下尿路梗阻，尿流阻力增加，因而影响尿流量，这种具体影响可以由尿流率曲线反映出来。尿流率检查对早期前列腺增生有很好的诊断价值。

尿流率检查可以了解什么情况？

尿流率测定具有检测简便、无创伤性、易被患者接受等优点。一般检查中可获得最大尿流率、平均尿流率、排尿时间及尿量等几项数据，其中最大尿流率是最重要的诊断指标。一般50岁以上男性，最大尿流率（Q_{max}）≥15ml/s即属正常，15~10ml/s者可能有梗阻，<10ml/s者则基本可认为有梗阻存在。

尿流率检查时，应该注意什么？

尿流率检查测得的最大尿流率受到多种因素的影响，如尿量、年龄、逼尿肌功能、尿道阻力、精神因素、个体差异等。其中尿量因素干扰最大，排尿量在150~500ml时的最大尿流率才具有诊断意义，同时注意排尿过程中尽量避免排尿中断。最大尿流率与尿道阻力呈负相关，但最大尿流率降低对诊断前列腺增生是非特异性的，因为它不能区分是膀胱出口梗阻还是膀胱逼尿肌收缩功能障碍，必要时需做尿动力学测定。

尿动力检查是什么？

尿动力检查包括尿流率图、尿道压力图、注入及排空膀胱的容积压力图、肌电图，而尿流率则是指在一次排尿过程中单位时间内排出的尿量。尿流率的变化能真实反映尿道的阻力情况。尿道压力图、容积压力图、肌电图等，能更客观地显示梗阻的程度，以及膀胱的顺应性和膀胱逼尿肌的活动情况，并能显示在整个排尿过程中，逼尿肌、腹压等的具体变化。从而能够更好地判断患者的增生程度，预测评估手术后效果。

为什么医生要做肛诊？通过肛诊医生可以了解什么？

随着实践经验的积累，大多数情况下，医生通过肛诊能初步判断前列腺增生的情况。通过肛诊医生可以了解前列腺的形状、质地硬度、对称性、中间沟深度、表面光滑程度等情况，以及有无压痛或结节，腺体的活动性如何，腺体边界是否清楚，精囊能否触及。另外，还可以了解直肠内有无异常肿块，肛门括约肌张力如何，有无合并痔疮、直肠脱垂等。典型的良性前列腺增生，肛诊可发现腺体增大，边缘清楚，表面光滑，中间沟变浅或消失，质地柔韧而有弹性。如果前列腺不对称增大，质地坚硬如石或有局限性结节者，应考虑到前列腺癌的可能。医生肛诊发现前列腺增大，除前列腺增生外，还可发现一些较少见的前列腺疾病，如前列腺化脓性感染、前列腺结核、前列腺结石等。化脓性感染时肛诊有压痛，如有波动感，提示已有脓肿形成；前列腺结核肛诊检查可扪及腺体不光滑有多个结节，质地较硬。

为什么医生会建议患者化验尿液？

前列腺增生患者做尿常规检查，主要是确定是否有血尿、尿路感染、脓尿或其他异常改变，如乳糜尿、糖尿等，还可以通过尿液寻找肿瘤脱落细胞。综合尿液化验结果和病史及体格检查情况，以排除非前列腺增生引起的尿路感染或血尿。

什么是PSA？

PSA是指前列腺特异性抗原，是一种含有237个氨基酸的单链糖蛋白，由前列腺腺泡和导管上皮细胞分泌，具有前列腺组织特异性，它的正常功能是帮助精液凝块水解液化，与男性生育力有关。一般检查中除了有一个PSA值，还有一个游离PSA（fPSA）与总PSA（tPSA）的比值。PSA是目前筛查前列腺癌的主要手段。

PSA正常值是多少？

正常的前列腺导管系统周围存在着一种血-上皮之间的屏障，避免了前列腺上皮产生的PSA直接进入血液之中，从而维持了血液中PSA的低浓度。一般认为，血清PSA 0~4.0ng/ml为男性正常值范围，各个医院依据自己的检查仪器标准、所用的试剂不同，可能有细微的差异。

为什么医生建议我要查PSA?

PSA是目前前列腺癌的生物学指标，可用于前列腺癌的筛查和早期诊断。一般认为，PSA大于10ng/ml则患前腺癌的危险性增加。当前列腺发生癌变时就破坏了血–上皮之间的屏障，而癌分泌的PSA亦多了，致使PSA直接进入血内，癌的恶性程度越高，对于正常前列腺组织破坏越大，血清中PSA越高。因此，前列腺增生患者，做PSA检测主要是筛查有无并发前列腺肿瘤。

PSA不正常该怎么办?

PSA值受多个因素的影响。前列腺增生、肛诊、前列腺按摩和穿刺、经尿道B超检查、前列腺电切、前列腺炎急性发作以及急性尿潴留发生时，血清PSA值均会有不同程度的升高。血清PSA也与年龄和前列腺体积有关，随年龄和前列腺的体积增加而增高。有研究揭示，前列腺体积大约每增大$1cm^3$，PSA含量可增加4%。癌症所造成的PSA升高是持久性的，而且随着肿瘤的发展而持续不断的升高。因此，如果是在做过上述检查后测得的PSA有增高，可在间隔2周或更长时间再次检查血清PSA。一般而言，如果排除以上干扰因素，连续3次检查血清PSA都有升高，特别是B超检查发现前列腺合并有异常结节，那就需要做前列腺磁共振成像检查和前列腺组织穿刺检查，以进一步明确是否有前列腺癌。

PSA不正常就一定是前列腺癌吗?

PSA不正常不一定就是前列腺癌。如上所述许多良性疾病和某些操作都会影响血清PSA的检查结果。前列腺增生和前列腺癌的PSA水平在4~10ng/ml时有较大部分重叠，在这个所谓灰色区域难以根据PSA水平来区分前列腺增生和前列腺癌。PSA在血清中可以游离态和结合态的形式存在，游离PSA是指游离在血浆中不被结合的那部分PSA，表示为fPSA；血清总PSA以tPSA表示。fPSA浓度在癌症患者中低于良性增生患者。临床上就是应用这个差异，从良性前列腺增生患者中，将早期前列腺癌筛检出。目前应用fPSA/tPSA比值来辅助鉴别前列腺癌和良性增生较为广泛用。参考值为0.16，即其比值<0.16则患前腺癌的可能性高。fPSA的百分比低，提示患前列腺癌的可能性较高。近年来研究表明，结合PSA（cPSA）和tPSA相关性好。前列腺操作对cPSA的影响弱于对tPSA的影响。前列腺体积对cPSA的影响也弱于对tPSA的影响。故cPSA是诊断前列腺癌的较理想指标。在tPSA<10ng/ml、cPSA/tPSA≥0.78时，对前列腺癌的诊断有较高的敏感性和特异性。

所以，PSA不正常时不要过分紧张，更不必"谈癌色变"。应该向医生咨询，明确有无导致PSA升高的其他良性疾病或情况存在，相信医生会根据每个患者的具体情况提出检查和诊断的合理建议。

除了前列腺增生，还有哪些疾病会导致排尿问题？

尿频、尿急是常见的排尿异常问题，对于中老年男性而言，良性前列腺增生是最常见的原因。当然，还有其他一些疾病可引起尿频、尿急症状。如膀胱、前列腺及尿道炎症或肿瘤，导致膀胱功能性容量缩小或局部因素刺激膀胱而引起尿频；结核性膀胱挛缩、间质性膀胱炎所致的膀胱挛缩、放射性膀胱炎等都可致膀胱器质性容量缩小而引起尿频；炎症、结石或异物等使支配膀胱尿道的神经末梢受到严重刺激，兴奋排尿神经中枢而引起尿急；脑血管疾病（颅内出血、脑梗死等）、帕金森病、慢性脑衰竭（衰老、老年性痴呆）等致中枢神经调节紊乱，逼尿肌-括约肌协调失调，膀胱出现无抑制收缩或不稳定膀胱，表现为尿急、尿频。膀胱颈口硬化、尿道狭窄等也是导致排尿困难的常见原因。

前列腺增生症患者有必要做CT和MRI检查吗?

前列腺增生患者做CT或MRI检查不是必需的,一般通过结合病史、体格检查、肛诊以及B超检查结果的综合评价,可对前列腺增生做出明确的诊断。但是,如果肛诊触及异常结节,前列腺质地坚硬,又有B超发现异常增生的结节,那就有必要考虑选择行CT或MRI检查,来帮助鉴别诊断。一般而言,就区分前列腺增生与前列腺癌讲,MRI检查对组织结构的分辨更清晰一些,是首选的检查手段。CT对前列腺增生和前列腺癌的鉴别参考意义不大。

前列腺增生症患者是否需要做上尿路检查?

对早期、病程较短的前列腺增生患者,一般不需要做上尿路检查。对有以下情况之一者,建议做静脉尿路造影。

(1)过去或目前患有上尿路感染,如急、慢性肾盂肾炎。

(2)有镜下或肉眼血尿者。

(3)既往或现在有尿路结石者。

(4)轻度肾功能不全者(血清肌酐超过正常值1.5倍以内)。

尿道膀胱镜可以了解哪些情况?

(1)前列腺增生所致的尿道或膀胱颈部梗阻的特点。

(2)是否有膀胱颈部后唇抬高因素所致的梗阻。

(3)有无膀胱结石、膀胱憩室或膀胱小梁形成。

(4)有无并发膀胱肿瘤。

(5)评估测定残余尿量。

（6）可发现是否有尿道狭窄存在及其部位和程度。不是每位前列腺增生患者都需要行尿道膀胱镜检查，临床医生会根据患者的具体情况给出是否需要做尿道膀胱镜检查的建议。

治疗篇

患了前列腺增生，一定需要治疗吗？

尿频、夜尿增多、尿急、尿流缓慢、排尿踌躇、费力、尿末滴沥，甚至尿失禁、尿流中断、尿潴留等下尿路症状（LUTS），是前列腺增生（BPH）或肥大（BPE）患者最切身的感受和最常诉说的症状，对患者的生活质量影响很大，特别是夜尿次数增多是BPH患者最突出的主诉。由于患者对下尿路症状的耐受程度不同、主观认识存在差异，下尿路症状及其所致生活质量的下降是患者寻求治疗的主要原因，同时其下降程度也是治疗措施选择的重要依据。目前前列腺增生的治疗方法主要有等待观察、药物治疗、微创疗法和手术疗法4种。有症状的患者，可根据患者的年龄、症状评分、前列腺体积、残余尿、尿流率、血清PSA值及是否有前列腺增生的并发症（如膀胱结石、血尿、肾功能损害、尿潴留以及由于长期增加腹压继发疝气、痔疮、脱肛等），来选用不同的治疗方法。

有症状的前列腺增生患者，并不都要采用药物治疗或施行手术，因为前列腺增生患者的下尿路症状发生的原因复杂，是多因素造成的。在临床中，前列腺增生患者的病情并非都是逐步加重，有不少患者症状长期无变化，也不发生前列腺增生的并发症，有些患者症状会自然缓解，有的甚至完全消失。经过长时间的随访，前列腺增生患者中只有少数可能出现尿潴留、肾功能不全、膀胱结石等并发症。因此，对于大多数前列腺增生的患者来说，等待观察可以是一种合适的处理方式，特别是患者生活质量尚未受到下尿路症状明显影响的时候。

等待观察也是一种BPH的治疗手段，它不是不管不问，是积极、主动的非药物、非手术治疗措施，包括患者教育、生活方式指导、随访等。等待观察适用于下尿路症状轻微（IPSS评分≤7），或症状已达中等程度以上（IPSS评分≥8），但生活质量尚未受到明显影响的患者。在等待观察的过程中，如果患者下尿路症状加重、影响生活质量，需要重新进行评估，明确是否需要进一步的治疗。

我国吴阶平院士在20世纪80年代早期即强调：不是所有前列腺增生患者都需要手术治疗，更不是手术越早做越好。

哪些情况下，前列腺增生需要治疗了？

在决定前列腺增生患者是否需要治疗之前，要了解下列3个问题。①下尿路症状的轻重程度。②症状是否影响生活质量，患者本人是否感到需要治疗。③病情是否允许可以不进行治疗，或者根据患者身体状况决定治疗方案。国际前列腺增生症状评分（IPSS）和排尿症状对生活质量的影响（QOL评分）是评价前列腺增生对患者影响程度的重要评分，虽然不能作为选用不同治疗方法的唯一依据，但可作为参考。症状程度评定中每个问题从无症状到症状严重分为0~5级。症状总积分0~7分者为轻度；8~19分为中度；20~35分为重度。一般来说，国际前列腺增生的症状评分（IPSS）为0~7分者可以等待观察，8分以上中重度患者可以考虑采用药物疗法或手术治疗的方法。

前列腺增生患者下尿路症状可随着年龄增长而加剧，需要治疗的百分率也随之升高。前列腺增生患者的前列腺体积也随着年龄的增长而增大，并且随着前列腺体积的增大，症状也随之加剧。随着年龄的增长、前列腺体积的增大及症状加重，急性尿潴留的发生率和需要手术治疗的机率也随之增加。所以前列腺体积比较大、症状比较明显的患者，应积极采用药物治疗，控制前列腺增长、减轻下尿路症状、改善患者生活质量，而不主张等待观察。当然，如前列腺增生引起反复尿潴留、反复泌尿系统感染、上尿路积水、反复血尿、继发膀胱结石等并发症，则需要及早手术治疗。

前列腺增生能彻底 "治愈" 吗？

前列腺增生是男性进入老年阶段后，前列腺发生的一种生理性变化。除非在男性进入青春期发育前切除睾丸，否则几乎难以阻止前列腺发生增生性改变，所以前列腺增生也就不存在 "治愈" 的可能。药物治疗和手术治疗的目标是缓解或解除患者的下尿路症状，预防并发症的发生。

部分前列腺增生患者，在前列腺切除术后，症状消失多年之后，又重新出现了排尿不畅、夜尿次数增多、尿线细等症状，去医院求治，诊断为前列腺增生。为何前列腺已经摘除了还会复发？

早在1912年，Lowsley根据对前列腺解剖结构进行的研究，提出五叶分区法（解剖分区法），将前列腺分为左右侧叶、后叶、中叶和前叶，其中左右侧叶最大，位于前列腺的两侧，是前列腺增生的好发部位，侧叶增大时，容易压迫尿道，引起排尿困难；后叶位于前列腺的后部，易为肛门指检扪及，很少发生增生，却是前列腺癌的好发部位；中叶位于精阜上方，尿道与射精管之间，中叶增生时，向上发展突入膀胱，引起尿道内口的后唇隆起，容易影响排尿；前叶甚小，无临床重要意义。

目前，国际上多采用McNeal新的前列腺区带划分法，将前列腺划分为中央区、外周区和移行区。外周区是前列腺炎和前列腺癌最常发生的区域，而移行区则是前列腺增生的易发部位。尿道周围还有一些腺体，主要由纤维和平滑肌组织构成，称为尿道周围腺体区，也是前列腺增生的发源地。中央区一般不发生前列腺癌，也不发生前列腺增生。既往所称的前列腺两侧叶增生，实际上就是移行区腺体的增生；中叶增生实际上为尿道周围腺体的增生，增生的腺体常常凸入膀胱。

前列腺增生后，移行区的体积增大，挤压外周区使之变薄，形成包绕增生部分前列腺组织的所谓 "外科包膜"。手术摘除前列腺时，无论是传统的开放手术还是近几十年来临床广泛应用的经尿道前列腺切除手术，实质上是切除了外科包膜之内增生的前列腺内层组织，外层前列腺（外科包膜）并未切除，而少量内层腺体也有可能紧贴着外科包膜而无法完全切除干净。很显然，这就留下了前列腺增生术后复发的物质基础。

不过前列腺增生复发常在手术摘除前列腺多年以后才会发生。术后短期内就又发生下尿路梗阻，常见的原因可能为尿道狭窄、膀胱颈口硬化、前列腺癌等，不能简单地认为是前列腺增生复发。前列腺增生复发后的治疗，仍可以考虑药物治疗或手术切除，其中再次手术切除的治疗效果仍确实有效。尽管再次手术切除的操作难度有可能超过第一次手术，并且患者年龄更高，手术风险更大，手术合并症发生机率更高，但需要接受手术的患者不必过分顾虑。

前列腺增生有哪些治疗方法？

目前前列腺增生的治疗方法主要有等待观察、药物治疗、微创疗法和手术疗法4种。

1.等待观察

等待观察是一种非药物、非手术的治疗措施，包括患者教育、生活方式指导、合理用药指导以及密切随访等。对于大多数BPH患者来说，等待观察是一种合适的处理方式，特别是患者生活质量尚未受到下尿路症状明显影响的时候。轻度下尿路症状（I–PSS评分≤7）的患者，以及中度以上症状（I–PSS评分≥8）同时生活质量尚未受到明显影响的患者可以采用等待观察。接受等待观察之前，患者应进行全面检查以排除各种BPH相关合并症。

2.药物治疗

主要包括 α_1 受体阻滞剂、5α–还原酶抑制剂、植物制剂和中医药等，各类药物可以单独使用，也可以合用，如 α_1 受体阻滞剂和5α–还原酶抑制剂联合治疗、α_1 受体阻滞剂和M受体抑制剂联合治疗等。

α₁ 受体阻滞剂是通过阻滞分布在前列腺和膀胱颈部平滑肌表面的肾上腺素能受体，松弛平滑肌，达到缓解膀胱出口动力性梗阻的作用。根据尿路选择性可将 α₁ 受体阻滞剂分为非选择性 α 受体阻滞剂（酚苄明）、选择性 α₁ 受体阻滞剂（哌唑嗪、多沙唑嗪、阿夫唑嗪、特拉唑嗪）和高选择性 α₁ 受体阻滞剂（坦索罗辛、萘哌地尔）等。因副作用较大，酚苄明、哌唑嗪已很少用于治疗前列腺增生。

5α-还原酶抑制剂通过抑制体内睾酮向双氢睾酮的转变，进而降低前列腺内双氢睾酮的含量，达到缩小前列腺体积、改善排尿困难的治疗目的。包括非那雄胺（非那雄安）和度他雄胺（安福达）。非那雄胺能使血清中双氢睾酮（DHT）降低 70%~75%，而度他雄胺则能使血清中 DHT 降低 90%~95%。两种药物都可缩小前列腺体积达 20%~30%，改善患者的症状评分约 15%，提高尿流率 1.3~1.6ml/s，使 PSA 下降约 50%，并能将 BPH 患者发生急性尿潴留和手术干预需要的风险降低 50% 左右。使用 3~6 个月后获得最大疗效，连续药物治疗 6 年疗效持续稳定。

普适泰（舍尼通）、前列康等植物制剂以及中医药等治疗前列腺增生具有副作用小，可长期服用等优点，但由于其成分复杂，具体生物学作用机制尚未阐明。

3.微创疗法

不推荐作为一般患者的一线外科治疗方法。包括微波热疗、射频治疗、聚焦超声治疗、气囊扩张、前列腺支架等。

4.手术疗法

开放手术包括耻骨上经膀胱前列腺摘除术、耻骨后前列腺摘除术、保留尿道的耻骨后前列腺摘除术和前列腺联合部切开术。其中耻骨上经膀胱前列腺摘除术技术最为成熟，也是目前临床中最经常采用的开放手术治疗前列腺增生的方法。经尿道微创手术包括：①经尿道前列腺电切术（TURP），TURP 目前仍是治疗前列腺增生的"金标准"；②经尿道前列腺切开术（TUIP）；③经尿道前列腺等离子双极电切术（TUPKP）；④经尿道前列腺电气化术（TUVP）；⑤激光治疗：现已有 5 种激光（Nd：YAG、钬激光、绿激光、半导体激光和铥激光）用于治疗，手术方式包括经尿道前列腺激光切除术、剜除术、气化术、凝固术等，其中经尿道铥激光剥橘式前列腺切除术、钬激光前列腺剜除术等与TUPR效果相当，并且具有术中出血少、术后恢复快等优点。

治疗前列腺增生的常用药物有哪几类？

第一类：α 肾上腺素受体阻滞剂

其作用原理是阻止神经传递介质肾上腺素和受体结合，能选择性地作用于前列腺及膀胱颈的平滑肌，降低其张力，使尿道平滑肌松弛，改善排尿受阻症状。这类药物起效快，一般用药3~5天，80%患者的症状会得到明显改善。但这类药物不能使增生的前列腺缩小，只是达到改善症状的目的。此类药物典型的副作用是降低血压，特别是体位性低血压，还可能会出现心动过速、鼻塞等副作用。主要有以下几种药物：阿夫唑嗪（桑塔）、特拉唑嗪（高特灵）、坦索罗辛（哈乐）、多沙唑嗪（可多华）、萘哌地尔（那妥）等。

第二类：5α - 还原酶抑制剂

常用的有非那雄胺（非那雄安）和度他雄胺（安福达）。其作用原理是降低体内雄激素双氢睾酮的水平，使这一和前列腺增生密切相关的激素水平下降，达到治疗前列腺增生的目的。临床观察表明，应用5α-还原酶抑制剂能缩小前列腺体积，增加尿流量，改善排尿受阻症状。但此类药物起效比较缓慢，其中非那雄胺最大疗效需在用药半年后才出现，而度他雄胺则在3个月后停药后症状会复发，维持疗效需长期用药。此类药物典型的副作用是由雄激素水平变化导致的乳房胀痛、勃起功能障碍等。

第三类：植物药

优点是长期服用毒副作用较少。其中有些是植物类制剂，如保前列、护前列、通尿灵等，它们含植物固醇，能干扰腺体的前列腺素合成和代谢，降低性激素结合蛋白浓度，且有利尿、杀菌、抗炎、减轻前列腺腺组织充血的作用，因而具有缓解前列腺增生症状的作用。还有一些是花粉类制剂，如舍尼通、塞尿通等，它们都是天然植物的花粉制剂，含有多种维生素、氨基酸、酶和微量元素，能抑制内源性炎症介质、收缩膀胱平滑肌、舒张尿道平滑肌、改善排尿症状，对前列腺增生有一定缓解作用，并有增强体质、改善食欲和睡眠等保健作用。另外，中医中药治疗良性前列腺增生有许多独到之处。中医认为前列腺增生多为湿热下注、瘀血凝聚所致，故多采用清热通淋、活血化瘀的原则配伍用药，毒副作用少，主要药物有前列康等。植物药作用较慢，适用于症状轻微的患者。

非那雄胺（保列治）治疗前列腺增生的原理是什么？

非那雄安的分子结构与睾酮和双氢睾酮（DHT）相似，可与 5α-还原酶竞争性结合，阻断睾酮转化为双氢睾酮（后者是促使前列腺增生的重要因子），能够降低血清中双氢睾酮水平65%、前列腺组织中的双氢睾酮90%，因此可使腺体不再增生，甚至有所缩小，但一般需连续用药6个月以上才能达到最佳效果。

α 受体阻滞剂治疗前列腺增生的原理是什么？

由于膀胱颈、前列腺包膜和腺体内平滑肌中含有丰富的 α 交感神经受体，体内交感神经兴奋会导致前列腺腺体收缩和张力增加，可见，前列腺增生引起下尿路阻塞除增大腺体的机械性压迫外，还包括前列腺包膜和前列腺腺体内平滑肌收缩与张力增加的所谓动力性因素。α 受体阻滞剂主要是阻断神经传递介质肾上腺素和前列腺腺体及膀胱颈部的 α 受体结合，能选择性地作用于前列腺及膀胱颈的平滑肌，使前列腺平滑肌松弛，从而减少排尿阻力，迅速缓解排尿困难，改善排尿受阻症状。但这类药物不能使增生的前列腺缩小，有可能引起体位性低血压，还可能会有心动过速、鼻塞等副作用。

植物制剂治疗前列腺增生的效果如何？

植物制剂在缓解前列腺增生相关下尿路症状方面取得了一定的临床疗效，在国内外的临床应用较为广泛。一些植物类制剂含植物固醇，能干扰腺体的前列腺素合成和代谢，降低性激素结合蛋白浓度，且有利尿、抗炎、减轻前列腺组织充血的作用，因而具有缓解前列腺增生症状的作用；花粉类制剂，如普适泰（舍尼通）等，是天然植物的花粉制剂，含有多种维生素、氨基酸、酶和微量元素，能抑制内源性炎症介质、收缩膀胱平滑肌、舒张尿道平滑肌、改善排尿症状，对缓解前列腺增生有一定作用，并有增强体质、改善食欲和睡眠等保健作用。由于植物制剂的成分复杂，具体生物学作用机制尚未阐明，缺乏严谨、大型临床研究的科学数据，在一定程度上影响了其在前列腺增生治疗中的临床应用。积极开展对包括中药在内各种药物的基础研究有利于进一步巩固中药和植物制剂的国际地位。

哪些情况下，前列腺增生需要进行手术治疗？

前列腺增生是一种进展性疾病，部分患者最终需要外科治疗来解除下尿路症状及其对生活质量所致的影响和并发症。重度前列腺增生患者或下尿路症状已明显影响患者的生活质量者可选择手术治疗，尤其是药物治疗效果不佳或拒绝接受药物治疗的患者，可以考虑外科治疗。

当前列腺增生导致以下并发症时，建议采用外科治疗：①反复尿潴留（至少在1次拔管后不能排尿或两次尿潴留）；②反复血尿，5α-还原酶抑制剂治疗无效；③反复泌尿系感染；④膀胱结石；⑤继发性上尿路积水（伴或不伴肾功能损害）。

此外，前列腺增生患者合并膀胱巨大憩室、腹股沟疝、严重的痔疮或脱肛，临床判断不解除下尿路梗阻难以达到治疗效果者，也应当考虑外科治疗。残余尿量的测定对前列腺增生所致下尿路梗阻程度具有一定的参考价值，但因其重复测量的不稳定性、个体间的差异以及不能鉴别下尿路梗阻和膀胱收缩无力等因素，目前认为不能确定可以作为手术指针的残余尿量上限。但如果残余尿明显增多以致充溢性尿失禁的前列腺增生患者应当考虑外科治疗。

当然泌尿外科医生选择何种治疗方式应当尊重患者的意愿。在这里需要说明的是，前列腺增生的手术与其他各种外科手术一样，需要满足一些基本条件后手术才能够实施，也就是对患者的身体情况有些基本的要求。对于前列腺增生的手术，简单地讲有以下几个基本条件需要具备。

（1）患者的心脏、肺脏、肝脏、肾脏等重要身体器官功能能够适应麻醉和手术的需要，如果某个或某几个重要器官功能损害严重则不能手术，需要积极治疗改善重要器官功能后才能考虑手术。

（2）不能存在凝血功能障碍。现在很多高血压病、冠心病、脑梗死患者长期服用阿司匹林等抗凝药物，需要暂停这类药物后才能进行手术。

（3）急性泌尿系统感染未得到有效控制时不能进行手术。

针对每种具体手术方式，还有各自特殊的要求。所以不是病情"需要"进行手术治疗就"能够"手术，这是前列腺增生患者需要了解的医疗常识。

前列腺增生常用的手术方法有哪些？

前列腺增生手术经过100多年的发展，有非常多的手术方法。特别是近几十年来各种经尿道手术方法的出现，更是极大地丰富了前列腺增生手术方式，提高了手术治疗的水平。经典的外科手术方法有经尿道前列腺电切术（TURP）、经尿道前列腺切开术（TUIP）和开放性前列腺摘除术。目前TURP仍是外科治疗前列腺增生的"金标准"。各种外科手术方式的治疗效果与TURP接近或相似，但适用范围和并发症有所差别。作为TURP和TUIP的替代治疗手段，经尿道前列腺电气化术（TUVP）和经尿道前列腺等离子双极电切术（TUPKP）目前也应用于外科治疗。所有上述各种治疗手段均能改善前列腺患者的下尿路症状。经尿道钬激光前列腺剜除术（HoLRP）用于治疗前列腺增生的疗效也得到充分肯定，越来越多的泌尿外科医生接受了这种手术方式。另外还有新近发展的经尿道铥激光剥橘式前列腺切除术（TmLRP-TT），TmLRP-TT治疗前列腺增生切割精准、出血少、恢复快、并发症少、安全性高，近期疗效和TURP相似。

开放手术中，目前最常采用的手术方式是耻骨上经膀胱前列腺摘除术。简要的手术过程是：可采用全身麻醉或下半身麻醉。患者平躺，下腹部横行或纵向切口进入，切开膀胱后可直接看到增生的前列腺。手术者用手指钝性将增生的前列腺组织摘除。留置必要的尿管和引流管后关闭膀胱和手术切口。此手术方式技术成熟，易于被医生掌握，增生的前列腺组织切除较为彻底，临床效果良好，应用十分普遍。

各种经尿道前列腺切除的手术方式，其基本的操作方法相同，主要区别在于切除前列腺增生组织所用的"能量刀"不同，目前常用的有电切、等离子切割以及各种激光等。简要的手术过程是：可采用全身麻醉或下半身麻醉。患者平卧，双腿分开、抬高（医学上称为"截石体位"）。先将内腔镜的外鞘经尿道这一人体的生理通道进入到膀胱，然后在外鞘里放入各种不同的"切割刀"和内窥镜，内窥镜里看到的图像可通过先进的影像设备显示在监视屏幕上，手术者可通过监视屏幕看到增生的前列腺组织和膀胱内的情况，进行前列腺增生组织的切除。增生的前列腺组织被切割成纤细的组织条，切割完毕后通过冲洗将组织条经尿道取出体外。手术结束后，一般只需要留置一根导尿管。

经尿道手术与传统开放手术比较有哪些优点？

概括地讲，经尿道手术与传统开放手术比较，有以下优点：①疗效比较稳定；②创伤性比较小；③术后恢复比较快；④住院时间比较短。

但需要说明的是，并非所有的前列腺增生患者都适合采用经尿道手术方式。外科治疗方式的选择应当综合考虑医生个人经验、患者的意见、前列腺的大小以及患者的伴发疾病和全身状况。

什么情况下可以采用经尿道手术治疗前列腺增生？

经尿道手术治疗前列腺增生主要适用于前列腺体积在80ml以下的患者，技术熟练的手术者可以适当放宽对前列腺体积的限制。手术的适应证和开放性手术相同，具体可参考本篇前述的内容。

因为经尿道手术能够实施的前提是内腔镜能够经尿道放入膀胱，所以如果存在尿道狭窄、尿道畸形等情况，内腔镜无法进入膀胱或勉强进入有可能造成尿道损伤时，都不能进行经尿道的前列腺手术。

为什么医生会建议患者采用开放手术治疗前列腺增生？

每个患者的具体情况各不相同，所以也就不能用一种手术方式治疗所有需要手术治疗的前列腺增生患者，这也是目前临床上同时存在多种前列腺增生手术方式的原因。医生的责任正是在于帮助患者制定出最适合其本人的手术方案。

开放性前列腺摘除术常用术式有耻骨上经膀胱前列腺摘除术等，主要适用于以下患者：①前列腺体积大于80ml；②合并大的膀胱结石或膀胱憩室等，必须通过开放性手术同时处理一些伴发性疾病。

做一个前列腺手术会出多少血？

很多需要进行前列腺增生手术的患者都很关心手术中和手术后出血的问题。前列腺增生手术跟一般的外科手术一样，术中和术后或多或少都会存在出血的问题，但出血量的多少与患者病情、所采用的手术方式、手术者对具体手术方式的熟练程度、手术经验等众多因素相关，差别较大。一般情况下，前列腺增生手术术中的出血量在200ml以下，经尿道手术通常比开放手术的出血量更少。

我们都知道，一个身体健康的成年人献血200ml对健康没有大的影响。而前列腺增生的患者在手术过程中处于医学监控状态，医生在术前、术中和术后会有计划地补充患者的血容量，调整患者身体状态。一个身体血容量、血红蛋白正常的人在有医学监控的情况下即使失血400ml对身体也无大的影响，所以前列腺增生手术虽然会有出血，但绝大多数情况下都是安全的，属于身体可以承担的范围以内。

临床实践中，也有少数患者因为前列腺体积很大、增生的前列腺组织与周围组织粘连严重、手术难度大、时间长、术前存在贫血、术后发生继发出血等原因失血量较多，需要输血。输血是外科治疗的正常组成部分，病情需要输血时建议患者要积极配合医生做好输血的治疗，不必过分担心输血可能造成的不良反应。目前国内正规医院的血液制品来源有充分的质量保障，经过了严格的检验。输血发生不良反应的情况是极其罕见的。

患者在服用抗凝药，手术风险大吗？

根据文献报道，服用抗凝剂或有出血性疾病的患者用铥激光做前列腺切除术。其中服抗凝剂者，术前不停用抗凝药，包括阿司匹林、氯吡格雷或二者同服、苯丙香豆素、低分子肝素、低分子肝素加阿司匹林等。术后和术前相比，血红蛋白的减少量并无显著差异。而且各种不同病因的出血风险，无明显差别。术后血钠与血红蛋白水平均无明显变化。因此，在服用抗凝药的患者如果病情长期稳定，经医生评估后，部分患者仍可以行经尿道铥激光前列腺切除术治疗。但是由于前列腺手术均为择期手术，为了安全，我们还是建议能停止服用抗凝药1周以上再手术。

如果前列腺增生患者同时有膀胱结石怎么处理？

膀胱结石是前列腺增生的并发症之一，一般来说，既有前列腺增生又有膀胱结石的患者在没有手术禁忌的情况下强烈建议行手术治疗，也就是医学术语中的"绝对手术指征"。作为患者或患者家属，在发现患有前列腺增生合并膀胱结石后应第一时间于医院就诊，并将病史告诉医生。幸运的是，我们可以通过一次手术同时解决前列腺增生和膀胱结石，因此这类患者并不需要开二次开刀。由于膀胱结石和前列腺的位置都在膀胱镜的探查范围之内，泌尿外科医生可以先利用激光打碎结石并将它们用水流冲出，再一鼓作气，完成激光前列腺切除手术，将两种手术合在一起完成，不但增加了手术的效率，更降低了二次手术带来的麻醉风险等手术并发症，也减少了对患者的伤害。

用于治疗前列腺增生的激光手术有哪些优点？

目前临床应用于前列腺增生手术的激光有多种，主要有 Nd：YAG、钬激光、绿激光、半导体激光和铥激光等。每种激光都有各自的物理学特性，具体特点各不相同，同样适用的患者也不完全一致。一般地讲，激光手术治疗前列腺增生具有切割精准、出血少、恢复快、并发症少、安全性高的特点，近期疗效与经尿道手术的"金标准"——经尿道电切（TURP）相似。

铥激光是一种新型的手术激光，经尿道铥激光剥橘式前列腺切除术（TmLRP-TT）为新近发展起来的前列腺手术方法，与TURP及其他激光相比，TmLRP-TT治疗前列腺增生切割精准、出血少、恢复快、并发症少、安全性高，近期和远期疗效与TURP相似。

铥激光前列腺剥橘式切除术（TmLRP-TT）的优点如下。

（1）手术可以完整地切除增生的前列腺组织至外科包膜，在手术部位上方移动激光束可进行整齐切割，使切除更彻底、更准确，手术时间更短。

（2）组织损伤小，在水介质中铥激光只对在光纤前端小于2mm范围内的组织进行作用。超过该距离范围的组织或器官将受到水介质屏蔽而得到保护。由于生物组织中的水分子铥激光的强吸收，激光对生物组织的穿透深度为300μm，因此铥激光对组织的损伤被严格限制在切割部分小于1mm

的范围内。

（3）铥激光具有可与Nd：YAG激光媲美的止血功能，但无需担心穿透深层组织。术中视野清晰，冲洗液澄清，整个手术过程出血极少，并且止血效果确切，术后出血几率极小。

（4）生理盐水（冲洗液）的应用，保障了手术安全性，无低钠血症发生，且术后多数患者无需持续膀胱冲洗。

（5）铥激光切割过程中具有相当的气化效应，切下的组织瓣小，容易经尿道取出。

（6）不需要使用组织粉碎器，提高了手术效率，节省了手术时间和费用，避免了一些并发症的发生。

（7）术后留有标本可供组织学检查。

任何人都可以用激光手术治疗前列腺增生吗？

激光手术治疗前列腺增生具有手术操作简便、手术时间短、术中及术后出血少、并发症少，无经尿道电切术易出现的TURP综合征等特点，手术适应证范围广，特别适合于合并有各种慢性疾病，安装有心脏起搏器而不适于开放手术和经尿道电切的患者，或尿路梗阻症状明显而前列腺体积轻度或中度增大的患者。但是虽然激光手术有其优点，也并不是适用于所有的前列腺增生患者。每种具体的手术方式只适合于某些患者，这是我们反复强调的临床医学的科学规律。对于前列腺增生体积较大的患者（例如超过100ml），采取激光手术的效果有待进一步随访观察。术后效果不满意的原因可能为术前前列腺体积较大，激光手术时增生腺体组织被气化的量和变性坏死的范围有限，手术不能充分切除增生的腺体，使患者术后近期症状缓解，一段时间后又出现排尿梗阻的症状。另外，因为前列腺体积较大时必然导致手术时间较长，增加了感染机会，术后较易出现尿路感染等并发症。因此，对前列腺增生患者采取何种手术方式需要根据患者的具体情况而定。

激光治疗前列腺增生是如何操作的？

激光手术治疗前列腺增生是用金属膀胱镜鞘通过尿道伸向增生的前列腺，手术医生团队便可利用镜头的移动在手术室内的显示屏幕上观察到患者体内的情况，医生们将根据患者的前列腺增生情况讨论切除部位。在确定手术范围后，主刀医师会顺着镜鞘伸入激光光纤，先利用"划弧"动作，将前列腺分成中叶和左右侧叶，再由中央向四周方向，将前列腺分为几瓣，将每一瓣前列腺像剥橘子一样逐层切除，这就是由上海市第一人民医院夏术阶院长发明的"经尿道铥激光剥橘式前列腺切除术"。剥橘式与其他前列腺切除手术相比，它的优势是将复杂而高风险的前列腺增生组织分割为一个个小目标，再逐一击破，即可以让手术医生随心所欲地控制手术进度，又可以缩短手术时间，减少患者在手术过程中的出血。目前为止，"经尿道铥激光剥橘式前列腺切除术"由于其科学性、实用性，已经得到了国际的广泛认可，并在多家医疗中心开展应用。

铥激光有什么优势？

铥激光（thulium laser）为新型接触式激光，其波长可在1.75~2.22μm之间调节，其穿透深度仅为0.2mm，因此在手术时被照射的前列腺组织可被铥激光产生的热能迅速汽化，而患者前列腺组织周围或深层次的包膜、括约肌等重要结构组织则不会被破坏。铥激光切割有脉冲模式和连续波模式可供切换选择，为手术医生提供操作便利的同时更保证了手术中激光切割的精准、高效的性能。因此，铥激光切除前列腺造成的热损伤很小，往往可以保留切除组织的完整性，术后可以将切下的组织送病理检查，为后续的病理检测提供便利，以协助进一步的诊断和治疗。同时铥激光有很好的止血效果，它能在切割组织的同时，封闭出血的血管，因此，在整个手术过程中，出血非常少，术中视野非常清晰。

从物理学的角度来说，水分子的吸收峰波长为 $1.94\,\mu m$，与铥激光的波长十分接近，这也就意味着铥激光发射出的能量可以很好地被水吸收，使水分子迅速达到沸点并汽化。此外，铥激光光束的直径非常小，仅为 $18\,\mu m$，细小的光纤可以任意通过膀胱镜的镜鞘，也降低了由于光纤过粗发生卡顿或损伤尿道的风险。

铥激光前列腺切除术有什么优势？

经尿道铥激光剥橘式前列腺切除术最大的特点就是安全性极高，这是由于其术中出血量极少，即便发现有活动性出血，手术医生也可通过点凝的方法用极小的创伤愈合破损的血管，因此，整个手术过程中保证了施术者的视野清晰，这对于手术风险性的降低起到了重要作用。即使是患有高血压病、冠心病、糖尿病等慢性病的患者，经尿道铥激光剥橘式前列腺切除术仍可在保证安全的前提下有效地完成手术。

铥激光前列腺切除术的应用范围广，针对大体积前列腺同样适用。通常前列腺较大时，术中难以辨清解剖标志，加上手术创伤使血液冲洗液阻挡了视野，加大了手术的难度。但经尿道铥激光剥橘式前列腺切除术的术式思路是先切除前列腺增生的其中一部分，当它被医生们切除后，一方面拓宽了手术操作空间，减少了因操作膀胱镜而损伤患者组织的可能，另一方面手术视野会比整体切除前列腺组织清晰，也更有利于医生对重要解剖结构的辨认。此外，该术式通过若干纵行沟槽将大体积前列腺组织分割成数个小瓣，再平稳地将其逐一橘瓣样切下，这样的手法可保证切割平面平滑又紧贴手术区域，而且为医生们留有如若患者出现其他特殊情况随时终止手术进程的余地。

铥激光是如何工作的？效果如何？

铥激光的波长为 1900~2010nm，对水的吸收率是钬激光的 2.5~3 倍。气化切割效率更高。钬激光的脉冲波兼有碎石功能。铥激光为连续波，一般不能碎石，但有些厂家的产品兼有两种输出，也可碎石。国内新产品输出功率为50~120w连续可调，兼可碎石。经尿道前列腺电切术原本作为治疗前列腺增生的金标准术式，由于各种手术并发症现在已被各种新型手术方式取代。在上海市第一人民医院泌尿外科中心，铥激光的使用处于国际领先水平。铥激光术中失血极少，经尿道前列腺电切术术中输血200ml。术后3个月复查，各项参数较术前均有显著改善，但两组相比无差别。认为铥激光切割精确、出血少、恢复快、并发症少、安全性高，近期疗效和经尿道前列腺电切术相似，在临床上有良好应用前景。

前列腺切除术和剜除术有什么区别？

根据前文介绍，前列腺剥橘式切除术是指主刀医师顺着镜鞘伸入激光光纤，先将前列腺切开分为中叶和两个侧叶，再由中央向四周方向，将每一个叶切成像橘子瓣一样的小块，然后再用膀胱冲洗器冲出体外。而剜除术是利用镜鞘的机械钝性将前列腺组织完全从包膜层面剜除，再利用激光将上述剜除组织切成小块冲出体外，或者使用组织粉碎器，将剜除的组织粉碎后吸出体外。两种方法相比近期疗效相同，切除术操作容易并能显著降低手术风险，而剜除术在对大体积前列腺时手术操作时长较短，相对麻醉风险更低。但是切除术有术中随时切除组织随时止血的优点，而且手术中先开放了膀胱冲洗回流通路，因此手术视野清晰。两种术式各有利弊，医生会根据患者前列腺体积大小等因素推荐最佳的手术方式。

进行前列腺手术，对患者的身体条件有哪些要求？

对于准备行开放手术治疗的患者，必须做好充分的术前准备，具体包括以下几方面。

（1）全身的系统检查，特别注意心血管和肺部情况，可选择超声心动图、24小时动态心电图、肺功能等项目进行检查。心肺功能不良者，须先行内科处理，待病情改善后方能进行手术；监测血糖、血压，如有不稳定，需行内科处理，血压最好能控制在140/90mmHg以下，血糖控制在6~11mmol/L范围内为好。

（2）术前有长期慢性尿潴留致肾功能不全者，需积极通畅引流膀胱尿液，待肾功能改善好转后，方可进行手术。

（3）术前有尿路感染者，需先选用药物控制炎症，待感染控制后可进行手术治疗，以尽可能减少术后并发症。

（4）准备手术的患者，凝血功能检查需无异常。

（5）怀疑存在神经源性膀胱尿道功能障碍的患者，术前行尿动力学检查，以了解是否有不稳定性膀胱、逼尿肌收缩无力等情况存在，因在有这些情况存在时，进行前列腺手术后效果可能欠满意。

对准备行经尿道手术治疗的患者，特别是对一些前列腺体积轻、中度增大的患者，对身体条件的要求可以适当放宽一些，但认真全面的术前检查和准备必不可少。

为什么前列腺手术后要用导尿管？

前列腺手术后应用导尿管主要有以下两个作用。

1.通畅引流，用于膀胱持续冲洗

无论是前列腺开放手术还是经尿道手术，术后都会留有手术创面，而膀胱内来自肾脏的持续积聚的尿液，如果不能及时通畅引流，一方面会因手术创面的炎性水肿，继发尿潴留；另一方面也会使创面被尿液浸渍，增加术后发生并发症的机会。

2.压迫止血

前列腺术后手术创面会有持续一段时间的渗血，为此我们必须将前列腺腺窝与膀胱之间予以阻隔，以防止腺窝内的血液进入膀胱形成血凝块而影响尿液的引流，优质的三腔气囊导尿管即可达预期目的，可以牵拉固定在一侧大腿，与气囊协力作用，起到压迫止血目的。

为什么前列腺术后需要持续膀胱冲洗？

术后持续冲洗的目的是防止手术创面渗血形成血凝块，堵塞引流的导尿管，并可同时清除和引流膀胱内的血液、尿液，通畅引流，减轻疼痛和刺激，有利于膀胱功能和手术创面的恢复。冲洗的速度和时间视患者的具体情况而定，一般手术当日冲洗速度不应太慢，术后1~2天，冲洗液颜色逐渐变淡，即可停止冲洗。

前列腺手术后应该注意什么？

前列腺术后需要密切监测和观察，以便及时处理一些术后并发症。手术一般采取连续硬膜外麻醉，故手术以后要去枕平卧至少6个小时，然后可适当调整体位。待停止膀胱冲洗后可以适当下床活动，但应有专人陪护，如果活动后发现导尿管内液体颜色变红加深，应及时卧床休息。一般手术次日，开始饮食后，就要多饮水，每日至少2500ml以上，进食清淡易消化的食物，避免吸烟饮酒及辛辣刺激饮食，保持大便通畅，排便时避免过分用力，可口服一些缓泻剂，如大黄苏打片、麻仁丸等。术后尽量避免长时间久坐、骑自行车、骑马等致会阴部压迫充血的行为。前列腺术后还有部分患者会发生膀胱痉挛，表现为下腹部阵发性的胀痛不适伴明显的排尿感觉，严重者会导致前列腺手术创面的继发出血，导尿管的气囊破裂等，术前检查有严重不稳定性膀胱及低顺应性膀胱者，术后更易发生且症状常常较重。患者发生这种情况后及时汇报医生，医生会积极处理，获得良好控制，一般不必有过多顾虑。此外由于手术中对射精管开口的破坏以及术后留置导尿管等原因，容易导致逆行尿路感染，引起附睾炎的发生，附睾炎常在术后1~4周内发生，故出院后如果出现阴囊肿大、疼痛、发热等症状应及时去医院就诊。

前列腺增生手术会影响夫妻性生活吗？

前列腺增生手术对男性患者术后性生活可能有一定影响。有学者对人类阴茎勃起的神经解剖进行了详细的研究，发现海绵体神经在前列腺尖部距前列腺两侧仅几个毫米。开放手术时的直接损伤和经尿道前列腺切除术时的电烧灼、透热、体液外渗均可使这些神经血管束受到损害，进而影响勃起功能。其次，前列腺术后，射精时由于尿道内括约肌及膀胱颈关闭不严，致精液进入膀胱，不能正常射出体外，出现逆行射精。有些术中精阜射精管受到损伤，会导致不射精。但是总体而言，上述手术并发症发生率较低。有些患者术后出现性功能障碍，可能与自身的精神心理因素有关，故患者需与医生积极配合，以消除思想上的顾虑。如出现性功能异常时，应积极就诊，得到专业医生的指导和诊治。

为什么做了前列腺手术，还会有血尿？

前列腺术后的血尿是前列腺手术后最常见的现象，患者及家属直观可见导尿管里引流出的液体是血红的，经常导致患者紧张，以为手术没有做好。其实无论是开放手术还是经尿道手术，术后1~3天有血尿是前列腺增生术后正常的现象，如果血尿不严重，不必过分紧张和害怕。前列腺增生手术，无论是开放手术还是经尿道手术，增生的组织切除后形成的蛋壳样手术创面是将来尿道重塑的支架和通道，都不能缝扎止血，只能依靠有效的三腔气囊导尿管牵拉压迫止血，而且前列腺组织内富含纤维素酶和一些其他物质，有拮抗凝血作用，故较易发生出血。一般这种手术创面的渗血通过导尿管上气囊的压迫、止血药物的应用，都会在术后1天左右得到明显的控制，术后总的出血量并不多。

少数情况下，前列腺术后当天的出血会比较严重，常见的原因有以下几种情况。

（1）导尿管气囊位置不佳，对创面出血未起到良好的压迫止血作用，甚至是由于气囊放置于前列腺窝内，撑开创面导致出血，因此术中需要确保气囊放置于膀胱内，才可以进行牵拉压迫止血。

（2）术后膀胱痉挛引起手术创面出血，如果出血未及时冲洗出膀胱而形成血凝块，致引流不畅，会进一步加重膀胱痉挛和手术创面出血，形成恶性循环，因此术后应积极防治膀胱痉挛的发生，必要时可使用M受体抑制剂、消炎痛栓等。

（3）术后膀胱持续冲洗不当，如速度过慢或冬季冲洗液温度过低，不能有效防止血凝块形成。

（4）患者自身有凝血功能障碍，未获及时纠正。

如果万一发生上述情况，导致前列腺术后出血较为严重，应当积极配合医生采取调整导尿管气囊大小和位置、改善膀胱冲洗方式方法、输血和改善凝血功能等手段，多数情况下经过处理后可有效控制住术后的继发出血。需要再次手术止血的情况较为少见，但如果上述保守治疗止血效果不佳，果断地进行再次手术止血也是有效治疗手段之一，不可犹豫不决，贻误治疗时机而造成严重后果。

在术后1~4周，前列腺手术创面处于恢复期和尿道黏膜生长重塑尿道的过程中，创面还有可能发生继发性出血。出血的原因可能是术后手术创面形成的焦痂脱落，创面又发生渗血而出现血尿；术后不适当的剧烈活动或骑自行车、骑马等致会阴部受压充血；大便秘结、排便用力过度和大便硬块挤压前列腺造成出血；前列腺腺窝感染等。所以在术后1个月内，除适量多饮水保持足够的尿量外，还应注意尽量避免发生上述可能导致出血的情况。前列腺出血后血液一般先流入膀胱中，如饮水量不足，尿量少，膀胱内的少量血液可形成血凝块，堵塞尿道，最终导致前列腺窝及膀胱不能很好收缩，会引起严重出血。前列腺术后1~4周内如果发生肉眼严重血尿，需及时到医院处理。

手术后出院1个月突然出血怎么办？

前列腺是一个血供非常丰富的器官，而微创手术虽然已经将手术的创面出血降低了很多，尤其激光手术更是具有出血少的优点。但是手术毕竟属于有创操作，无法避免地会对前列腺组织造成一定程度的损伤。而前列腺和人体其他脏器或体表皮肤一样，在表面的组织结构被破坏时会在创口结痂。痂皮在术后3~4周时最容易脱落，这段时间也就是临床上所说的"脱痂期"。有的患者创面痂皮可能和前列腺内的血管生长在了一起，这类患者在脱痂期往往会出现小便一过性的血尿，这类血尿一般呈淡红色或者酱油色，一般不需特殊处理。仅有极少量的患者会出现全程大量鲜红血尿。一旦这种情况出现，应立即前往最近的医院，到泌尿外科就诊并说明自己曾进行过前列腺手术。医生会在全面评估病情后做出相应的处理，并予以留院观察。

为什么做了前列腺手术，还会排尿不舒服？

术后有多种原因致排尿仍有不适。排尿仍然不通畅的原因有以下几种情况。

（1）术前由于前列腺增生致长期下尿路梗阻，使膀胱逼尿肌功能发生障碍，或伴有神经源性膀胱等尿动力学方面的原因，术后虽然梗阻解除了，但排尿仍有不畅。

（2）膀胱颈部水肿或狭窄。术后留置导尿管和气囊压迫都会引起膀胱颈部水肿，开放手术对膀胱颈部的过度缩缝、膀胱颈部创面瘢痕形成等可能致狭窄。

（3）尿道狭窄。经尿道的泌尿外科手术操作，因为手术器械对尿道黏膜的摩擦、损伤及留置导尿管可能引发的尿道感染都有可能引起术后尿道狭窄，如果确诊后，可行定期尿道扩张术，严重的尿道狭窄可行尿道内切开手术治疗。

有部分患者在拔除导尿管后可能会出现暂时性尿失禁，与手术创面刺激、尿道括约肌和膀胱功能未完全恢复有关，轻度尿失禁者可通过加强盆底肌肉群力量的提肛训练，大多在 2 周~3 个月内能够恢复。重度尿失禁、长期不恢复者需要采取抗尿失禁的手术疗法。

还有部分患者在手术后仍然有尿频、尿急的现象。术后 1 个月内，尿频、尿急的原因常与手术创面未完全恢复、尿液刺激手术创面、尿路感染等因素有关，经对症处理后多数在术后 2~3 个月内症状明显减轻或消失。如果尿频、尿急的症状持续存在，需要检查明确有无尿路感染、膀胱逼尿肌不稳定、尿道狭窄等原因。

前列腺增生手术后，将来就不会再患前列腺增生了吗？

这应该是做了前列腺增生手术患者和准备做前列腺增生手术患者最为关心的问题。很多前列腺增生患者，在前列腺手术后，症状虽暂时消失，但又会重新出现尿频、夜尿增多、排尿不畅、尿线变细、排尿滴沥等症状，去医院就诊又被诊断为前列腺增生。其实前列腺增生手术过程中并非是切除全部的前列腺组织，而是切除了前列腺外科包膜内增生的腺体组织，并且即使技术再高明的医生也不可能将所有的增生腺体切除干净，总会残留少量前列腺组织，这就留下了再次发生前列腺增生的物质基础。随着年龄的增长，残留的前列腺组织还会继续生长，当生长到一定程度后仍可引起尿频、尿急、排尿不畅等症状。而且残留的前列腺组织也可发生癌变，可表现出一系列类似前列腺增生的症状，故术后需要进行随访观察，有时需要药物辅助治疗，需要进行再次手术的可能性也是存在的。当然前列腺增生的复发常在手术多年以后才会发生，一般认为要经过 10 年以上。因此，准备做前列腺手术的患者不必过分担心术后前列腺增生复发的问题。

前列腺增生手术后还会得前列腺癌吗？

首先，前列腺癌和前列腺增生是两种完全不同的疾病，如果将前列腺比作一个橘子，前列腺增生好发于"橘子肉"的部分，而前列腺癌则好发于"橘子皮"。经尿道激光前列腺切除术的原理是经过尿道将异常增大的"橘子肉"切除，缓解排尿梗阻的症状，而"橘子皮"还是完整保留的，因此，术后B超仍然可以看到前列腺，不过被检测到的前列腺组织仅仅是一个外壳而已。但也就是因为前列腺的外周带被保留了下来，日后发生前列腺癌的风险并没有被完全消除。之所以术后医生会要求患者定期进行PSA检查，就是因为这样的检测可早期发现前列腺癌，提高前列腺癌根治的机率。

前列腺增生手术后是否还需要定期复查？

前列腺增生虽然已经过手术治疗，但仍有可能再次出现前列腺增生的一些临床症状表现。所以术后需要做定期复查，一般应于术后1个月、3个月、6个月、1年门诊随访，之后每年至少复查1~2次。复查内容包括IPSS评分、尿流率检查、B超检查测定残余尿、尿常规、肛门指检等，还需定期（一般建议1年1次）复查血清PSA，争取做到一旦发生前列腺癌能早期发现。

预防保健篇

前列腺增生可以预防吗，如何自我保健？

前列腺增生是老年男性的一种生理性改变，现在还不能做到在不影响正常生理活动的情况下避免前列腺增生的发生。但只要注意以下几点，可以很大程度上延缓临床症状的发生，减轻排尿不适的程度。

（1）饮食应以清淡、易消化者为佳，多吃蔬菜水果，少食用辛辣刺激之品，戒酒，以减少前列腺充血水肿的机会。

（2）尽可能少骑自行车，因自行车座可压迫前列腺部位，加重病情。

（3）勿长时间憋尿，以免损害逼尿肌功能，加重病情。

（4）保持心情舒畅，避免忧思恼怒，切忌过度劳累。

（5）适度进行体育活动，有助于增强机体抵抗力，并可改善前列腺局部的血液循环。

（6）预防上呼吸道感染，及时治疗泌尿生殖系统感染，积极预防尿潴留的发生。

（7）对于性生活，既不纵欲，亦不禁欲，可据自身状况而定。

前列腺增生症患者饮食上应注意什么？

良性前列腺增生症是老年人的常见病，患了前列腺增生症后，除积极进行治疗外，良好的起居和饮食调理对本病的康复也起着重要的作用。前列腺增生症患者饮食上应注意以下几点。

（1）禁饮烈酒，少食辛辣肥甘之品，少饮咖啡，少食柑橘、橘汁等酸性强的食品，并少食白糖及精制面粉。

（2）多食新鲜水果、蔬菜、粗粮及大豆制品，多食蜂蜜以保持大便通畅，适量食用牛肉、鸡蛋。

（3）服食种子类食物，可选南瓜子、葵花子等，每日食用，数量不拘。

（4）绿豆不拘多寡，煮烂成粥，放凉后任意食用，对膀胱有热、排尿涩痛者尤为适用。

（5）不能因尿频而减少饮水量，多饮水可稀释尿液，防止引起泌尿系感染及形成膀胱结石。饮水应以凉开水为佳，少饮浓茶。

中药可以预防前列腺增生吗？

中医认为前列腺增生症的基本特点是本虚标实，病位与"癃闭"相同，最常用的药物为活血化瘀药，益气补肾之品亦常用。中药治疗前列腺增生症不仅疗效确切，而且可长期应用。

动物实验已表明，中药可使动物前列腺增生模型的前列腺重量及体积缩小，可直接对抗外源性雄激素引起的大鼠睾酮水平升高及外源性雌激素引起的大鼠睾酮下降，可平衡调节机体性激素逐步达到正常水平。有的中药可抑制老龄犬已增生的前列腺组织中的 5α 还原酶活性，对睾酮引起的大鼠前列腺上皮细胞的有丝分裂有明显抑制作用。有的中药能活血化瘀，改善前列腺局部血液循环。可见，中药治疗前列腺增生症，具有作用温和持久、清邪而不伤正的特点。

保健品可以预防和治疗前列腺增生症吗？

保健品不具有预防和治疗前列腺增生的作用，特别是不能希望依靠保健品来治疗前列腺增生症，这是十分明确的。

前列腺增生症患者过性生活是否会令病情加重呢？

通常由于性生活会加重前列腺的充血，故频繁的性生活确实有可能对前列腺增生症不利；射精时膀胱颈部组织收缩，防止精液反流，或许也有加重排尿困难的可能性，因此，从这个角度考虑，恣意纵欲肯定有害。但是，因患前列腺增生症而不敢过性生活也不可取，因为性生活是老年人身体健康的重要标志，完全禁欲导致老年男性的性能量积聚，不能适当排泄，会增加外生殖器敏感性，更容易因勃起而加重前列腺充血，反而对疾病不利。有节制、有规律、与自己身体情况相适应的性生活，会释放出经过一段时间积聚的性能量，缓解性紧张，令人心情舒畅，增加晚年生活的幸福感和充实感。

前列腺增生症患者过性生活应该注意些什么呢？

通常身体健康的老年男性也应正确对待性生活，贯彻"维持、均衡、节制"的原则，不要过早中断、不要"旱涝不均"，忽多忽少，纵欲和禁欲是两个极端，对老年人的身体都有害，同样对维持前列腺正常的功能亦无益。

老年性前列腺增生患者过性生活，要根据年龄、增生程度、具体身心状态等因素，注意以下几点。

（1）年龄在60岁左右，前列腺增生不严重、无排尿不畅等症状，身体条件和性功能又好者，可以有规律的过性生活。

（2）若年龄偏大，前列腺增生严重，有排尿困难或性生活后发生尿潴留，或有尿潴留病史的患者在未治愈前应小心谨慎，最好不过性生活。

（3）老年人在应用雌激素药物治疗前列腺增生症期间，最好不要过性生活，以免诱发阳痿，加重心理负担，进而影响性功能。

为什么预防前列腺增生症要从40岁开始？

年龄是前列腺增生发病的基本条件之一，40岁对于人的发育来说是一个重要的转折点，正如《素问·阴阳应象大论》所说："年四十，而阴气自半矣，起居衰矣。"此处"阴气"即指肾气而言，肾气为一身之气的根本。说明40岁以后，人的各组织器官在开始走下坡路，内分泌失调（包括性激素失调）亦多开始于此年龄。有研究显示，40岁以后，虽然年龄对平滑肌和腺体成分在前列腺中所占比例无明显影响，但上皮和间质成分受年龄的影响较大，随年龄的增长，上皮含量减少，而间质成分则增加，间质增生速度明显高于上皮增生。40岁以后，前列腺组织中间质成分相对比上皮组织更活跃，而发生前列腺增生时，主要表现为间质增生。

当然，40岁并非是一个绝对界限，它只是代表了人的一个重要年龄阶段。此外，由于前列腺增生的病因尚未彻底明了，因此，彻底预防该疾病的发生也是不可能的，但有意识地采取某些措施对减轻病情及推迟该病的发生仍有一定价值。

前列腺癌

◆ 什么是前列腺增生?

◆ 男人都有前列腺吗?

◆ 正常前列腺的大小是多少?

◆ 前列腺大就一定是前列腺增生吗?

◆ 哪些人容易患前列腺增生?

◆ ……

📖 常识篇

前列腺的大体结构和比邻关系如何？

前列腺是盆腔内器官，位于膀胱和泌尿生殖膈之间，围绕尿道前列腺部。正常成年的前列腺形态类似倒置的栗子，可分为底部、体部和尖部三个部分。底部朝上，与膀胱颈相连接。尖部向下，与尿道膜部融合，止于尿生殖膈。底部与尖部之间为前列腺体部。前列腺的前侧近邻耻骨后间隙，并经耻骨前列腺韧带连于耻骨下方。前列腺的外下侧与肛提肌紧密相连。后面与直肠下段的前壁紧贴，中间隔以膀胱直肠膈，即Denonvillier筋膜。

前列腺表面有由结缔组织和平滑肌纤维构成的前列腺固有囊覆盖，该囊与尿道周围的纤维肌相连续。固有囊外面包绕着通常所指的前列腺包膜，由盆内筋膜的脏层增厚构成。前列腺静脉丛、动脉以及神经分布于前列腺固有囊和前列腺包膜之间。前列腺包膜在前方增厚形成耻骨前列腺韧带，阴茎背深静脉行走于两侧韧带之间，与韧带一起称为背血管复合体。覆盖膀胱的筋膜在精囊上方分为两层，分别位于精囊、射精管的前后方。前层沿精囊、射精管前面下行至前列腺后方向前折返上行与Denonvillier筋膜相连。后层在精囊后方下行止前列腺后包膜处，并与Denonvillier筋膜前层相融合。在精囊侧方，前后两层融合在一起，紧靠于膀胱底部。肛提肌的前部肌束由耻骨向后附着于前列腺包膜的两侧，覆盖肛提肌上面的筋膜内有引流前列腺、精囊的血管和淋巴管穿过。因此，在施行前列腺癌根治术时，若肿瘤已波及前列腺包膜，应紧贴肛提肌方能将包含上述血管、淋巴管的筋膜一并切除，以避免肿瘤组织残存。

"小前列腺，大麻烦"是什么意思？

前列腺是人体内比较小的一个器官，成人仅类似栗子大小，但是几乎所有的成年男性一生中都会受其影响。青壮年是慢性前列腺炎的高发人群，到了老年，则会出现前列腺增生以及前列腺癌，如果寿命足够长，几乎所有老年男性都不能幸免，严重危害老年男性的身心健康，因此，人们常说"小腺体，大问题"。

前列腺液和精液的关系如何？

前列腺是性器官，前列腺液是构成精液的重要成分，前列腺液呈碱性，一般占一次射精量的15%~30%，可以中和女性阴道中的酸性物质，有利于精子的生存与活动，其次，前列腺液中含有大量蛋白水解酶，可以使凝固的精液液化，有利于精子运动，完成受精。

哪些人容易患前列腺癌？

前列腺癌主要发生于老年男性，因此，随着年龄增长，前列腺癌的发病率明显增加，尤其50岁以后，前列腺癌的发生率明显升高。前列腺癌的发生与饮食等生活习惯关系密切，高动物脂肪饮食是一个重要的危险因素，尤其经常进食红肉（猪、牛、羊肉等）是一个主要的危险因素，因为维生素D是预防前列腺癌发生的物质，而这类饮食通常含有大量钙，影响维生素D的吸收与代谢，降低维生素D的水平，从而使肿瘤易发。这也是我们国家前列腺癌的发病率近年来猛升的原因之一。另外，遗传因素也不可忽视，家族中患有前列腺癌者，尤其父辈或兄弟中有患前列腺癌者，患病的机率比无家族史的人高一倍以上。前列腺是最大的性器官，前列腺癌是依赖性激素的肿瘤，性生活也会影响前列腺癌的发生，有数据显示，缺乏正常性生活的老年男性，容易患前列腺癌。但是对于年轻人，不节制的性生活可能会增加将来患前列腺癌的可能性。

出现哪些症状应该高度怀疑前列腺癌？

通常来说，前列腺癌没有特异的临床症状，早期症状不明显，一旦出现症状，多属于晚期。但是，50岁以上的中老年人是前列腺癌的高发人群，如果出现以下症状，应高度怀疑前列腺癌的发生。

（1）排尿困难，这是因为前列腺癌压迫尿道，增加排尿时尿道的阻力，出现排尿费力，尿线变细软弱无力，排尿滴沥等。

（2）骨痛，因为前列腺癌易于向骨转移，因此如果老年男性出现骨痛，应想到前列腺癌可能，尽快到泌尿科门诊检查。

（3）血尿，前列腺癌侵犯尿道或膀胱颈部，易于出现血尿，对于出现肉眼血尿的老年男性，应全面进行泌尿系统检查，排除包括前列腺癌在内的泌尿系统肿瘤。

但是，前列腺增生也会出现排尿困难、血尿等表现，而且前列腺增生是老年男性都会遇到的问题，因此，出现上述症状也不必慌张和忧虑，并不是说一定患了前列腺癌，但应敲响警钟，尽快找专科医生检查。另外出现一些全身症状也要积极寻找原因，比如不明原因的持续低热、消瘦、全身乏力、贫血等，都要警惕有患前列腺癌的可能。

如何早期发现前列腺癌？

由于前列腺癌缺乏特异的症状，因此难以早期发现，我国绝大多数诊断的前列腺癌已属于中晚期，失去根治手术的机会。但是，前列腺癌患者大多数都会出现前列腺特异抗原（PSA，prostatic specific antigen）的升高，而且前列腺癌多发于老年男性，因此，对于40岁以上的中老年人，定期进行PSA检查，可有助于早期发现前列腺癌。对于任何的PSA异常，皆不可掉以轻心，都要进一步检查。对于出现可疑症状的老年男性，尽快到泌尿专科就诊，进行PSA和肛门指诊检查，也可早期发现前列腺癌，前列腺癌常表现为前列腺质地坚硬的结节；前列腺的MRI检查或经直肠超声检查，也可以帮助早期发现可疑的病变。前列腺癌的确诊还要依赖前列腺癌的活检，对于任何怀疑前列腺癌的患者，及时进行系统的前列腺穿刺活检，是早期确诊前列腺癌的重要一步，有些人甚至经过多次穿刺活检方可确诊。

有排尿问题就是前列腺癌吗？

前列腺癌常可压迫尿道而出现排尿异常症状，但是并不是说所有出现排尿异常症状的患者都是前列腺癌。前列腺是人体内唯一一个随着年龄增长而持续生长的器官，而且50岁以后生长速度加快，理论上讲，所有的男性如果生命足够长，都会受到另一个前列腺疾病——前列腺增生的影响，前列腺增生也是压迫尿道造成排尿障碍，产生一系列排尿异常症状，因此，老年男性出现排尿异常症状，很可能是前列腺增生引起的，如果PSA正常，肛诊检查和B超都正常，前列腺增生的可能性更大。但是，每年仍需动态检测PSA等，以早期发现潜在的前列腺癌。

对于部分慢性前列腺炎的患者，也会表现为排尿异常症状，而且前列腺炎往往会影响PSA的测定值，但是，对于这部分患者，抗生素治疗常常有效，结合其他表现以及肛诊、B超等可明确诊断。

对于糖尿病患者，由于血糖过高可能影响膀胱功能，往往也会产生一些排尿障碍。

PSA升高一定是前列腺癌吗？

通常来讲，前列腺癌患者会出现PSA的升高，但是并不是所有PSA升高者都是前列腺癌患者。这是因为，前列腺组织内PSA的浓度极高，是血清中我们可测得的PSA值的数百万倍，正常情况下只有极少部分PSA进入血液，前列腺癌因为癌细胞生长导致前列腺组织破坏，造成PSA进入血液增多。但是，其他一些疾病或因素也会造成PSA进入血液增多，造成我们测得的血清PSA升高，比如，部分前列腺增生患者也出现PSA升高，但是，一般来讲，前列腺增生患者造成的PSA升高大多不会超过10ng/L，而且，游离PSA（fPSA）较高；如前面所述，慢性前列腺炎可致PSA升高，急性前列腺炎同样会使PSA异常升高，其他比如高热、直肠指诊，甚至性生活等都会造成PSA升高，因此进行PSA检查时需注意近期有无上述因素的影响。

如果PSA偶尔一次升高，可在排除干扰因素后短期内复查，如果PSA结果两次以上都异常，应进一步检查，不可掉以轻心。

前列腺癌患者PSA一定升高吗？

大多数前列腺癌患者会出现PSA升高，但也有少数患者PSA并不高。根据最新的研究证实，对一组PSA低于4ng/L的可疑患者穿刺结果统计发现，近20%的患者发现前列腺癌，国外有学者已建议将PSA的正常值降至2.5ng/L。通常来讲，PSA较低的前列腺癌患者，肿瘤多较局限，临床分期较早，肿瘤细胞分化较好。

这也提醒人们，对于PSA正常，但直肠指诊或超声检查等发现异常而怀疑前列腺癌的患者，仍需积极进行穿刺活检，切不可认为PSA正常就高枕无忧了。对于PSA正常的老年男性，仍要定期进行肛诊以及其他检查。

良性前列腺增生症会变成前列腺癌吗？

前列腺增生和前列腺癌都是好发于老年男性的疾病，几乎所有的老年男性都会或轻或重的患有前列腺增生，那么，很多老年朋友非常担心：前列腺增生会演变成前列腺癌吗？我可以肯定地告诉大家：不会。至少到目前为止，人们还没有发现前列腺增生转化为前列腺癌的任何证据，少数非法医疗机构声称前列腺增生不积极治疗会演变为前列腺癌，纯属无稽之谈，不可轻信，增加不必要的心理负担。

这是因为，虽然这两种疾病都依赖雄激素的作用，但是，发生发展的机制完全不同，所依赖的基因等也完全不同，不存在相互转化的可能性，而且，两者好发部位也不同，前列腺癌好发于前列腺的周围区域，前列腺增生则只发生于中央区域。

但这并不是说，患了前列腺增生就不会再患前列腺癌，老年前列腺增生患者，仍然要定期检查PSA等，以防前列腺增生和前列腺癌共存的可能性。

良性前列腺增生手术后，还会患前列腺癌吗？

很多人认为接受了前列腺增生手术治疗后，就不会再患前列腺癌，甚至不少人是抱着"预防"前列腺癌的目的来接受前列腺增生手术的，认为把前列腺都切掉了，就不会再患前列腺癌了。其实这是不对的。在接受前列腺增生手术前，医生一定会告诉你，接受了前列腺增生手术后，仍有患前列腺癌的可能性。这是为什么呢？

前列腺就好比一个完整的橘子，前列腺增生好发于它的中央区域，好比橘瓣，而前列腺癌则好发于它的周边地带，好比橘皮部分。我们通常所说的前列腺增生手术，是指通过开刀或经尿道手术将增生的腺体也就是"橘瓣"部分切掉，但是前列腺的"橘皮"部分仍然保留，也就是说，接受了前列腺增生手术后，最易于长前列腺癌的前列腺组织仍然留在我们体内，因此，仍然存在患前列腺癌的可能。只有真的患有早期前列腺癌的患者，才会将整个前列腺都切掉，这个手术难度和风险都远大于前列腺增生手术，因此不适于良性前列腺增生患者。

前列腺癌是否如其他恶性肿瘤一样会迅速导致死亡？

近年来，各种恶性肿瘤的发病率越来越高，人们大都谈癌变色，一听说诊断为癌，大为紧张，迫不及待地要求及早治疗，以防它越长越大。但是，对于前列腺癌，却不同于其他恶性肿瘤，它的特点之一就是比较"懒"，意思是发展比较缓慢。对于已经确诊的患者，要积极配合医生的治疗方案，并不是所有的前列腺癌都需要马上治疗，一部分前列腺癌甚至在人体内可长期与身体和平共处，不会有任何变化，也不会对人体产生不良影响，只因偶然因素被发现而做出诊断。这种所谓的潜伏性前列腺癌，很多人不需要积极治疗，那么，如何区分哪些前列腺癌会对人体造成健康威胁呢？这要求助于专科医生的帮助，医生会根据患者的预期寿命、癌细胞的分化程度，以及前列腺癌的大小等因素综合判断，最后给患者一个合理化的建议，有些患者可以不用任何治疗，只要定期随访观察就可以了。已经有数据显示，对部分患者进行积极地治疗，反而会促进他们的死亡，这包括治疗产生的副作用以及反而促进疾病进展等因素。

这并不是说所有的前列腺癌患者都可以高枕无忧，对于一些前列腺癌患者，还是要积极治疗，延缓疾病的进展，具体根据专科医生的建议决定是否需要积极治疗。

前列腺癌患者还能活多久？

这是几乎所有前列腺癌患者都很关心的一个问题。其实，前列腺癌的预后是与确诊时前列腺癌的分期以及肿瘤的恶性程度紧密相连的，和所采用的治疗方法也直接相关。

较早期的前列腺癌，如果能够进行前列腺癌根治术，通过手术把体内的癌细胞全部清除，预后相对较好。有资料显示，如果确诊时肿瘤仍局限于前列腺内，没有远处转移，那么手术后的10年生存率可达到90%以上，也就是说，早期的前列腺癌可通过手术得到根治，短期内不会再对患者健康构成威胁。但是对于因各种因素不能接受手术的早期患者，根治性放疗也能取得不错的效果，有资料表明，对于局限于前列腺内的肿瘤，放疗后5年和10年生存率分别高达80%和65%。因此，对于因为年高体弱不能耐受手术的患者，放疗是一个理想的选择。反过来讲，如果已经确诊早期前列腺癌，但是不给予积极治疗，结局就比较差了，国外大宗的资料总结显示，虽然发现较早，但不积极治疗，10年内绝大多数患者会死于前列腺癌。

我国的前列腺癌患者，确诊时大多数已属于中晚期，已经失去了根治性切除的机会。那么，对于中晚期患者，预后怎样呢？因为前列腺癌是依赖雄激素的，因此这部分患者仍然可通过内分泌治疗控制疾病，内分泌治疗可在很大程度上改善前列腺癌患者预后，根据资料统计，接受内分泌治疗的患者，5年生存率可达60%，但是，内分泌治疗个体差异很大，不是所有人都敏感，即使敏感，每个人有效的时间也不一样。我们临床遇到的前列腺癌患者接受内分泌治疗存活最长的一位已达21年，但是，也遇到一位患者，3个月内分泌治疗就已无效，疾病快速进展。对于中晚期前列腺癌不积极治疗的预后资料很少，仅有少数资料报道，5年生存率低于15%。

有人说前列腺癌必须尽早治疗，一刻不能耽搁，是这样吗？

大家看了以上数据就会发现，早期诊断、早期治疗是多么重要。但是，这并不是说前列腺癌一旦确诊就一刻也不能耽误，必须马上治疗。

一旦听说确诊为前列腺癌，人们大都十分紧张，到了医生那里要求马上手术，越快越好，一刻也不能耽搁。但是医生有时反而会建议患者先静养一段时间再来治疗，甚至有医生建议患者先去旅游度假，待心情放松再来决定接受何种治疗，那么医生是在"糊弄"患者吗？答案是否定的。前列腺癌的一大特点是比较"懒"，就是生长缓慢，不像肝癌、胃癌那样，进展迅速，一旦确诊要马上治疗。一般来讲，穿刺后6~8周再进行手术治疗比较好，在这段时间内，肿瘤不会进展，也不会"贻误战机"。

甚至有些前列腺癌不需要任何治疗，仅严密随访观察即可。对于一些前列腺电切手术发现的前列腺癌，如果PSA以及其他检查都正常，癌的Gleason评分小于4分，临床分期T_1a的患者，完全不用担心，可在医生的指导下观察随访，但是，一旦发现肿瘤进展，还是要积极治疗。对于一些老年患者，合并有严重的老年慢性疾病，比如高血压、冠心病、糖尿病等，身体状况较差，如果前列腺癌分化较好，局限于前列腺，临床分期较早，也不一定要接受治疗，治疗所带来的副作用反倒可能造成更大的危害。近来有资料显示，对于部分早期的前列腺癌患者进行内分泌治疗，反而可能会降低患者的生存率。

为何很多患者确诊时前列腺癌已经转移扩散了？

前列腺癌虽然进展缓慢，但没有特异的症状，很多患者一确诊就已是晚期。

前列腺癌常见的排尿异常症状也已不是早期信号，因为要长到足够大才会压迫尿道，造成排尿异常症状，对于老年男性出现排尿困难等，大多数被当成老年人想当然应该出现的事情，而疏于防范，即便引起注意，因为良性前列腺增生也是以排尿困难为常见的临床表现，往往以为是前列腺增生而自行服药治疗，没有进一步检查，致使疾病在不知不觉中进展。等肿瘤侵犯后尿道或膀胱颈部出现血尿等，已失去根治手术的机会。前列腺癌易于向骨骼系统转移，出现骨痛等症状，有些患者甚至出现了骨转移也没有任何症状，出现病理性骨折才发现肿瘤的存在，但这些症状出现时，提示肿瘤已进入晚期。

这也提示我们定期检查的重要性。直肠指诊可以在肿瘤较小、还没有压迫尿道造成排尿症状时发现前列腺结节；而定期PSA检查可以在出现临床症状前数年发现前列腺癌，因此，对于50岁以上的中老年每年至少接受1次PSA检查十分重要。

病因篇

前列腺癌的病因是什么？

我国的前列腺癌发病率近年来飞速上升，在某些经济发达地区，已成为泌尿系统最常见的恶性肿瘤，那么，前列腺癌的发病原因是什么呢？发病率的快速上升，是否事出有因呢？癌的发生是一个十分复杂的过程，人们目前还难以完全阐明，但是，随着人们对前列腺癌研究的深入，一些有关前列腺癌发生的因素已经得到确认。

已经得到医学界一致公认的因素包括老龄、种族和家族的遗传因素，这三者在前列腺癌的发病上起着十分重要的作用。前列腺癌主要发生于老年人，年轻人很少有人患前列腺癌，超过50岁以后前列腺癌发病率明显增加，随着年龄增长，80岁以后发生潜伏性前列腺癌的发病率高达50%。说到种族因素，西方前列腺癌的发病率和死亡率是亚洲人的数倍，黑人和白人又不一样；潜伏性前列腺癌的发病率各种族间没有差异，但临床型前列腺癌的发病率在各种族间则有很大的差异，都说明种族因素的作用。家族因素则是说如果家族中的父辈或兄弟中有人患前列腺癌，那么其患前列腺癌的风险是无家族史的数倍。

以上提到的3个因素都是人们难以改变的因素，这是人们难以回避的现实，但是，研究者发现，环境因素和生活习惯对前列腺癌发病的影响也十分明显。一个明显的例子就是，亚洲人移民欧美后，其后代前列腺癌的发病率明显上升，这可能与环境改变以及饮食生活习惯等的改变有关。

饮食习惯与前列腺癌的发病关系密切，后面会详细讲述。

性激素与前列腺癌的发病关系密切，其实老龄男性易于发生前列腺癌的原因又和老年人体内性激素代谢紊乱直接相关。前面所述，太监因为自幼切除了睾丸，体内缺乏雄激素，所以不会患前列腺癌。随着年龄的增长，体内的性激素水平一直在发生着变化，雌激素和雄激素的比例也持续发生变化，这些变化结合其他因素，促进了前列腺癌的发生。雌激素在前列腺癌发生发展中的作用目前还不清楚，对有些患者，雌激素有治疗作用，但有研究显示，雌激素又可以促进前列腺癌细胞的生长以及促进细胞的恶变。

性活动与前列腺癌的发病也有关，下面会专门讲述。

肥胖也与前列腺癌有关，你相信吗？最近越来越多的研究证实，肥胖者更容易患前列腺癌，具体原因还没有阐明，可能与胖人脂肪摄入多，不喜欢运动有关。说不定，科学减肥可能会成为预防前列腺癌的一个有效方法。

吸烟与前列腺癌的关系尚没有资料可以明确地证实。

遗传因素在前列腺癌发病中有作用吗？

严格来讲，虽然遗传因素在前列腺癌的发病上有一定作用，但前列腺癌不同于遗传性疾病，不会像遗传病那样直接遗传给后代。但是不可忽视遗传因素在其中的作用，人们研究发现前列腺癌的发病有明显的家族聚集性。一个男性，如果他的一级亲属（父兄）中有一个被诊断为前列腺癌，那么他发生前列腺癌的机率将升高2倍，如果他的一级亲属中有2个以上患有前列腺癌，那么他的患病机率较普通人高5~11倍，而且亲属中确诊前列腺癌的年龄越低，他患前列腺癌的机率越高。前面提到种族因素，也说明遗传易感性的作用。根据美国的研究数据，黑人的前列腺癌发病率最高，高达275/10万（每10万男性中有275个发生前列腺癌），白人次之，为172/10万，印第安人较低，约60/10万，我们亚洲人的前列腺癌发病率则最低。这都说明遗传因素在前列腺癌的发病中起到重要作用。

前列腺癌的发生与性生活有关吗？

前列腺癌与性生活的关系，一直为人们所关注。过去一直认为，男性性生活如果过于频繁，患前列腺癌的危险性就会增加。更有甚者为求长寿，进入老年后拒绝性生活。然而，美国近日公布了一项对29342位健康男性的8年跟踪调查结果：受访者平均每月射精4~7次，射精次数高于这个数字的人，并没有增加患前列腺癌的风险。相反，每月射精13~20次的高频率受访者，前列腺癌发生比例反而相应降低了14%~33%。对此，研究者认为，对男性而言，性生活频率与前列腺癌发病率的关系，应以男性年龄为依据。比如，老年人适当地增加性生活，对预防前列腺癌是有好处的。另有研究表明，离婚和丧偶者前列腺癌发病率和死亡率都高于有配偶者，这也说明老年男性适当的性生活有助于预防前列腺癌。但是，也有不同的结果，有资料显示，丧失性功能的年龄越大，患前列腺癌的风险越大。这也说明性生活与前列腺癌的关系并未能最后确证，尤其这些数字都是西方国家研究的结果，我国尚缺乏相应的研究结果。

另外，青春期开始过早，初次遗精发生较早的人，患前列腺癌的风险也较大。还有学者认为，年轻人频繁的手淫也会增加前列腺癌的发生率。

饮食习惯与前列腺癌有关吗？

饮食因素和生活习惯是一个十分重要的易发因素，亚洲人移民美国后，其后裔患前列腺癌的机率明显上升，接近当地白人的水平，主要因素就是其生活习惯已完全西化。那么，什么样的饮食与前列腺癌相关呢？

高脂肪饮食是前列腺癌的一个重要危险因素，其中肉类中的红肉最为危险，这包括猪、牛、羊肉等，相比较而言，白肉危险性较小，这包括鸡、鸭等禽类肉，来源于鱼类和奶类的脂肪影响相对更小。国外一组对593名男性饮食结构的调查显示，总摄入脂肪量最高的人群，其患前列腺癌的危险性升高一倍。

维生素D和维生素E可降低前列腺癌的发病率。这类食物包括豆制品、蛋类、动物肝脏，以及菠菜等。另外，适度的户外活动，接受阳光的照射，也有助于机体维生素D的合成。

另一种维生素比较复杂，它就是维生素A。有研究显示，食物中直接摄取的维生素A因来源不同作用可能也不一样，来源于肉类的维生素A会增加前列腺癌的发生率，来自蔬菜水果中的类胡萝卜素转化来的维生素A则会降低前列腺癌的发病率，此外，番红素虽不能转化为维生素A，但可降低前列腺癌的发生率。

一些微量元素的摄入有助于预防前列腺癌的发生，作用比较肯定的是硒和锌，含硒比较丰富的食物包括坚果、谷类、鸡肉等。白瓜子等含锌比较高。

茶，这是一个不容轻视的因素。亚洲人前列腺癌发病率低，可能的原因之一就是亚洲人喜欢喝茶，尤其是绿茶，绿茶中含有黄酮醇，有助于抑制癌细胞的生长。

日常生活中，均衡饮食，荤素搭配，多摄食新鲜的蔬菜水果，有助于癌的预防。

慢性前列腺炎会促进前列腺癌的发生吗？

慢性前列腺炎是好发于青壮年的常见疾病，病情反复、难以根治、迁延较长时间为其特点。前列腺癌则主要发生于老年人，两者似乎没有直接的联系，但是近来有学者提出假设，前列腺癌的发生是一个历经10余年甚至数十年的漫长过程，这一过程启动阶段就是前列腺的慢性炎症刺激，在前列腺炎的反复刺激下，氧自由基以及一些生长因子等活性因子的过度释放，造成细胞的损伤，再启动一些癌变必需的步骤，从而促进癌的发生。但是，这仅仅是一种推断和假说，尚没有直接的证据证明慢性前列腺炎会导致前列腺癌的发生，而流行病学调查也难以有效证明两者之间的关系。

目前大多数学者倾向于慢性前列腺炎不会导致前列腺癌的发生，因为前列腺癌的发生最直接的发病因素是老龄和性激素等，而前列腺炎通常不会改变前列腺的激素环境，因此人们得出结论，慢性前列腺炎不会导致前列腺癌的发生，至少近期不会引起前列腺癌。

良性前列腺增生会导致前列腺癌吗？

如前面所述，前列腺增生和前列腺癌是两个完全不同的疾病，发病机制和好发部位完全不同，前列腺增生不会演变成前列腺癌。有些非法医疗机构宣称前列腺增生不治疗会促进前列腺癌的发生，其实，这是没有科学依据的。如果说慢性前列腺炎促进前列腺癌的发生还存在一些理论假说的话，前列腺增生导致前列腺癌则理论上成立的理由都不存在。

症状篇

前列腺癌有哪些临床表现？

很多患者被告之确诊为前列腺癌时非常吃惊，总是说我没有任何感觉，怎么会患前列腺癌呢，而且还是晚期。其实，这就是前列腺癌的特点之一：没有特异症状，进展隐蔽，一旦发现，多数已属于中晚期。

排尿症状，包括排尿困难、尿线细且无力、排尿中断等，如前面所述，前列腺癌只有长大到一定体积才会出现排尿障碍，小的较早期的前列腺癌不会压迫尿道，因此也不会出现排尿症状。

少数患者会有血尿、血精等。这是因为癌细胞侵犯后尿道膀胱颈部而出现血尿。前列腺液是构成精液的重要成分，因此有些前列腺癌患者会有血精，癌细胞侵犯精囊也会有血精出现。由于前列腺癌导致前列腺组织大量破坏，前列腺炎又是精液的重要组成部分，一些前列腺癌的患者精液量会明显减少。

全身乏力、低热、贫血等全身症状，也没有特异性，但有这些症状说明已进入晚期。如果出现骨转移则会有骨痛，甚至因骨破坏而出现骨折。

前列腺癌没有特异的临床症状，那医生如何来诊断前列腺癌呢？别着急，它虽然没有特异的症状，但是，它有特殊的体征和特点。多数前列腺癌患者可以在进行直肠指诊时，扪及可疑的结节，往往为质硬的孤立结节，中晚期的患者，可以发现整个前列腺都十分坚硬，以前有教科书以"硬如磐石"来说明前列腺癌的特征。

经直肠B超也可以发现一些异常的结节，准确性更高，对有些肛诊难以发现的结节，它也能发现。前列腺MRI检查也是发现前列腺癌的利器，可以发现较早期的前列腺癌。

PSA检查等异常升高，这是筛查前列腺癌最重要也是最常用的一个指标。后面会详细阐述PSA在诊断前列腺癌的作用。

前列腺癌为什么会导致排尿困难？

人类的前列腺生长比较特殊，位于膀胱的出口，后尿道从前列腺中穿过，因此，这种特殊的结构就造就了前列腺疾病与排尿症状的密切关系。前列腺癌患者由于前列腺癌细胞的生长，在前列腺内部形成肿块，肿块足够大则会压迫尿道，增加后尿道的压力，引起排尿困难。由于前列腺癌组织十分坚硬，而且缺乏平滑肌组织，因此晚期的前列腺癌导致的排尿困难，不同于前列腺增生引起的排尿困难，服用盐酸坦索罗辛缓释胶囊（哈乐）、盐酸特拉唑嗪片（高特灵）等药物可能并不能奏效。对于较大的前列腺癌已经侵犯膀胱颈部，致使膀胱颈部在排尿时难以有效开放，也是排尿困难的原因之一。前列腺癌也会导致急性尿潴留，但是由于前列腺癌组织十分坚硬，往往导尿困难，从而被迫行膀胱造瘘。

前列腺癌为什么会导致尿频、尿急？

有些前列腺癌患者会表现为尿频、尿急，这和膀胱功能的变化有关系，往往是继发于排尿困难的一个症状。前列腺癌进展缓慢，可能经过很长时间的发展，因此，在它的发展过程中，如果我们没能及时发现它，就会出现越长越大，压迫后尿道，引起排尿困难，膀胱为了尽可能地排空尿液，就要努力收缩，久而久之，就会出现膀胱功能的改变，比如逼尿肌增生，逼尿肌功能紊乱，出现无抑制的收缩，也就是说，在膀胱内尿液较少，膀胱在它不该排尿的时候由于逼尿肌功能异常，往往就会逼尿肌兴奋，从而频繁产生尿意，甚至非常急迫地要排尿，少数人还会出现尿失禁。由于排尿困难，很多人残余尿较多，易发生尿路感染，也会有尿频、尿急，甚至尿痛，因此出现上述症状，应排除尿路感染的存在。

前列腺癌为什么会导致血尿？

一般来讲，前列腺癌不会有血尿，因为，前列腺癌主要发生于外周带，也就是说，远离尿道的区域，但是，为何一些前列腺癌患者会出现血尿呢？一旦出现血尿，说明前列腺癌组织已经侵犯后尿道或膀胱颈部，已属于中晚期了。已经穿透后尿道或膀胱颈部的癌组织，暴露于尿液中，由于癌组织较脆，就会像膀胱癌一样出现血尿，但是前列腺癌很少出现全程血尿，往往表现为初始血尿，也就是说，在排尿开始时出现血尿，中后段的尿液则正常，也有部分患者出现终末血尿，就是在排尿快结束时出现血尿，甚至排尿终末时出现滴血。

前列腺癌为什么会导致骨头痛？

如果前列腺癌患者以骨痛为首发症状，这不是一个好现象，说明癌细胞已经转移进入骨头里面，也就是说，前列腺癌已进入晚期，90%的晚期前列腺癌首发症状是骨痛，通常出现在确诊前几天甚至几个月。同样，已经确诊前列腺癌的患者如果在治疗期间出现骨痛，提示我们，前列腺癌已经在治疗期间进展，治疗可能面临失败。

前列腺癌一个非常重要的特点是易于往骨骼系统转移，骨转移的好发部位最多见的是椎骨，尤其胸腰椎，其次是骨盆和肋骨，到了晚期则会出现于颅骨、股骨、肱骨、胸骨等。它在骨骼中停留，先激活破骨细胞进行骨质破坏，接下来，成骨细胞再形成新骨，由于肿瘤形成的新骨在结构上与正常的骨质不同，骨转移会严重损害骨的原有功能，包括承重功能等，骨质破坏的结果以及骨功能的丧失，往往导致顽固性疼痛，患者被迫固定于某一个特殊体位，以减少骨痛部位的应力而导致疼痛。骨质破坏范围较大时，由于大量骨被破坏，钙大量释放，会导致高钙血症，少数患者甚至是致命性的高钙，因此广泛骨转移的患者，检测骨钙磷十分重要。骨转移另一个严重并发症是骨折，由于骨转移部位的骨功能很差，原本正常的动作由于应力的改变，可能会造成病变部位自发骨折。对于椎骨转移的患者，椎骨压缩性骨折或异常新骨增生压迫脊髓，导致脊髓的损害，出现截瘫、大小便失禁等并发症，严重影响患者生活质量。

前列腺癌有没有特殊的症状？

前列腺癌通常没有特殊的症状，尤其早期的前列腺癌，往往没有任何症状提示人们注意它的存在，到出现排尿症状，甚至血尿时疾病往往已经进展。但是，对于晚期肿瘤，由于肿瘤多向骨转移，骨痛往往是它首先表现出来的症状，较多的是后背疼痛。因此，对于老年男性，如果莫名其妙出现骨痛，尤其顽固性骨痛，就要当心这个老年杀手的出现了。尽快到医院进行PSA、前列腺超声等检查。

诊断与鉴别诊断篇

诊断前列腺癌的常用方法有哪些？

在前列腺的诊断中临床症状与体征颇为重要，在此主要介绍前列腺癌的辅助检查方法。

1.直肠指诊

直肠指诊即平常俗称的"肛指"，缩写为"DRE"。前列腺直肠指诊是诊断前列腺癌的主要方法。80%的病例可获得诊断。对45岁以上的患者做直肠指检普查可早期发现前列腺癌，并可提高手术率。

2.生化检查

酸性磷酸酶（PAP）测定、骨髓酸性磷酸酶（BMAP）测定、前列腺特异抗原（PSA）、精浆蛋白（r-Sm）测定、血清肌酸激酶（CK-BB）测定、碱性磷酸酶测定、相对酶指数、癌胚抗原（CEA）、激素受体测定、免疫蛋白分析、乳酸脱氢酶同功酶（LDH）的检查、尿内多胺物质（Polyaraine）测定、尿液生化羟脯胺酸（Hydroxy Proline）测定、血浆锌测定和维生素A/锌的比值。在上述生化指标中，PSA是敏感性、特异性最高的前列腺癌标记物，临床上最为常用。

3.超声检查

超声检查前列腺疾病具有方便、价格相对较低的特点，是检查前列腺癌最普通的手段，特别是经直肠超声检查（TRUS），因超声探头紧靠前列腺，从不同强度的回声区可以得到较精确的声像图，能显示前列腺内部结构，特别是可用来引导穿刺活检，提高了前列腺癌的检出率，应用很广泛。

4.放射性核素扫描检查

即同常所称的ECT检查，ECT全身骨显像是诊断骨转移癌最灵敏、最简便的方法。

5.X线检查

早年用于诊断前列腺癌骨转移及肺转移情况。随着CT、MRI及ECT检查的普及，现已不常用。

6.CT检查

CT检查可确定前列腺癌的浸润程度。但是CT检查具有一定的局限性，因为前列腺癌病灶本身的密度与正常腺体相似，且CT检查不能清晰地显示前列腺外周带、中央带及移形带的分隔，故诊断率较MRI低。因此CT检查常用于评价新诊断为前列腺癌病例的淋巴结转移情况。

7.MRI检查

MRI检查可显示前列腺及周围组织的病变程度。MRI有较好的组织分辨率和三维成像的特点，是目前检测前列腺癌最好的影像学检查方法。

8.穿刺活检

穿刺活检即通过穿刺得到一定量的前列腺活组织，制成切片后在显微镜下直接、直观地观察组织的病理学、组织学表现，判断肿瘤是否存在以及肿瘤的分级，另外，也可以在此基础上进行免疫组化等检查。穿刺活检是诊断前列腺癌的"金标准"。

目前，前列腺癌的诊断方法虽然在不断改进，但仍无单一最敏感、最可靠的方法。在选择时应从简到繁，先考虑无损伤检查，后考虑创伤检查。对可疑病例以前列腺活组织检查最为可靠。

可以通过症状区分良性前列腺增生和前列腺癌吗？

对于较为局限的早期前列腺癌，根本没有特异的症状，因此很难从症状上将前列腺癌与前列腺增生区别开来。它们引起排尿症状的机制都是一样的，就是引起膀胱出口的梗阻，进而影响膀胱功能，因此出现的症状也是一样的。这也提示广大老年男性朋友，切不可对出现的排尿症状听之任之，应及时到医院就诊，排除可能存在的前列腺癌。早期发现、早期治疗，能取得更为理想的结果。

怀疑前列腺癌时为何要做直肠指诊？如何做直肠指诊？

前列腺位于直肠的前方，通过直肠的前壁可以触及前列腺，并且可以通过触诊了解前列腺的大小、形态、质地、有无结节等信息。在体检中，直肠指诊是发现诊断前列腺癌的最有帮助的第一线检查，通过认真的直肠指诊可以检测到早期的前列腺癌，增加了发现病变局限于包膜内、可治愈的前列腺癌的可能性。前列腺癌的指诊表现为腺体增大、结节坚硬、高低不平、中央沟消失、腺体固定。此外，直肠指诊是无创的体格检查，不增加患者的经济负担，是诊断前列腺癌简单有效的检查手段。国内有报道认为直肠指诊对于诊断前列腺癌的特异性为50%~60%。

直肠指诊（DRE）就是医生用一个手指头伸进患者的肛门，以检查疾病的一种简便易行却非常重要的临床检查方法。直肠指诊检查不需任何辅助设备。检查时，医生右手戴上消毒手套，食指和患者肛门外部都涂上一些润滑油或凡士林，现一般常用液状石蜡油。患者体位可以采取以下三种：①膝胸式：适于检查男性患者，尤适于做前列腺及精囊的检查，而且也是检查肛门、直肠的较好体位。②左侧卧式：适用于检查女患者，男患者亦可采用。③仰卧式：有腹腔疾患或不便于改换体位时可用此式，对身体虚弱者尤为适用。术者右手经患者右大腿下进行检查，同时可将左手置于耻骨上以协助检查。术者以指尖轻轻地在肛门口处按摩片刻，使其适应，并嘱患者张口呼吸，全身放松，使肛门括约肌松弛，然后将右手食指徐徐插入肛门，触摸肛门、肛管和直肠的各部位。对于怀疑前列腺癌的患者，医生应着重触诊前列腺，判断其大小、形态、质地等以及有无结节等。

肛诊发现前列腺有结节怎么办？

如果肛诊发现结节，医生通常会建议你去进行PSA检查或经直肠超声检查，以获取鉴别诊断的更多证据，但是一般来讲，肛诊发现前列腺有结节，不论PSA是否异常，均应进行B超引导下的前列腺穿刺活检检查，以明确结节的性质。但是，也不必紧张，这里并不是说所有的前列腺结节都是前列腺癌，慢性前列腺炎等良性疾病也会有结节，但是因为前列腺癌常表现为前列腺结节，所以，慎重起见，通常医生会建议发现前列腺结节的患者接受前列腺穿刺活检。

肛诊正常就能高枕无忧吗？

如果肛诊检查发现前列腺的大小、质地正常，未触及明显的结节，仍不能完全排除患前列腺癌的可能，仍然要进行PSA以及超声检查等。因为早期的前列腺癌可能因为病灶较小且局限，不能被指诊所探及。而且医生指诊仅能触及与直肠壁相邻的前列腺组织，还有部分组织难以被扪及，因此如果血清PSA检查以及经直肠超声等检查仍发现异常，达到穿刺指征的情况下，建议行前列腺穿刺活检以明确诊断。

肛诊对PSA有影响，如何处理好肛诊与PSA检查的时机？

PSA检测值受到很多因素的影响，比如，肛诊检查因为对前列腺进行了挤压，常造成PSA升高，因此为取得相对准确的结果，应掌握好检测PSA的时机。PSA检测应在前列腺按摩后1周后，直肠指检、膀胱镜检查、导尿等操作48小时后，射精24小时后，前列腺穿刺1个月后进行。PSA检测时应无急性前列腺炎、尿潴留等疾病。发热也会对PSA造成影响。如果有以上情况出现，应适当间隔一段时间再进行PSA检查。

做过普通经体表B超了，为何还要做经直肠B超？

经腹部体表B超检查虽能判断前列腺的大小等信息，但是由于腹壁肌肉、肠道的影响，不能清楚地采集前列腺的回声，因此对判断前列腺结节并不具优势。解剖上前列腺同直肠相毗邻，经直肠前壁可以清楚地触及前列腺，因此经直肠超声能更清楚地展现前列腺及其内部结节的超声影像，提高前列腺超声检查的准确度，从而帮助诊断疾病。

哪些因素会影响PSA检查的结果？

前列腺按摩、直肠指检、膀胱镜检查、导尿操作、前列腺穿刺以及射精等行为都会对PSA值产生影响。此外，急性前列腺炎、尿潴留、发热等情况下，PSA值也会异常升高。进行PSA检测时，要注意排除这些因素的干扰，如果近期有以上情况，应和医生说明，选择合适的时机，以获取尽可能准确的PSA数值。有些药物也会影响PSA的检测值，因此，如果在长期服用某些药物，要告知医生。

PSA检查会出现误差吗？

如前面所述，PSA检查受很多因素的影响，因此误差是客观存在的。任何检查都会出现误差。结合其他临床信息综合判断以及重复检查可以降低误差对诊断治疗的影响。对于偶尔一次的PSA异常，不要过于惊慌，如果是已经确诊前列腺癌在接受内分泌治疗的患者，尤其如此，可短期内复查以获取相对准确的结果，但是如果几次检查都升高，就要警惕了。对于尚未诊断为前列腺癌而进行PSA筛查的患者，如果发现PSA异常，应到专科医生处就诊，如果肛诊及超声等检查都正常，可短期复查PSA，仍异常，则需要进行前列腺穿刺活检。如果，肛诊或超声等发现异常，应高度警惕，及时活检。

非那雄安怎样影响PSA？

研究表明，使用非那雄安半年即可使前列腺特异性抗原（PSA）水平减少约50%，服用非那雄安超过1年的男性，需要校正系数来判断PSA值是否在正常范围内。在正常男性人群中，非那雄安对PSA值有持续不变的影响，但发生前列腺癌时，无论是否采用非那雄安治疗，PSA值的增加相当迅速。研究结果证实，判断个体PSA值是否正常时，应考虑长期服用非那雄安的影响。非那雄安可降低PSA，但对于PSA异常的患者，切不可依靠服用非那雄安来降低PSA，因为虽然服用非那雄安可使PSA降低，但前列腺癌却仍然存在而且在进展，切不可"掩耳盗铃"！

什么是游离PSA，为何还要检测游离PSA？

PSA作为一种蛋白质在血液中可以与血浆蛋白结合而存在，也可以不与血浆蛋白结合而游离存在。这部分游离存在的PSA即游离PSA，又称为fPSA。fPSA和tPSA作为常规同时检测。多数研究表明fPSA是提高tPSA水平处于灰区的前列腺癌检出率的有效方法。当血清tPSA介于4~10ng/ml（即灰区）时，fPSA水平与前列腺癌的发生率呈负相关。研究表明如患者tPSA在上述范围，fPSA/tPSA<0.1，则该患者发生前列腺癌的可能性高达56%；相反，fPSA/tPSA>0.25，发生前列腺癌的可能性只有8%。国内推荐fPsA/tPsA>0.16为正常值。

PSA异常该怎么办，一定要马上进行前列腺穿刺活检吗？

前列腺穿刺活检的指征由PSA、直肠指检、经直肠超声、MRI等综合情况决定。国内权威机构颁布的前列腺穿刺活检的指征为：

（1）直肠指检发现结节，任何PSA值。

（2）PSA>10ng/ml，任何f/tPSA和PSAD值。

（3）PSA：4~10ng/ml，f/tPSA异常或PSAD值异常。

（4）PSA：4~10ng/ml，f/tPSA和PSAD值正常，B超发现前列腺低回声结节或（和）MRI发现异常信号。

存在上述情况中的一种时，就应该进行前列腺穿刺活检了。

对于偶尔一次的PSA异常，可短期内复查，如果复查结果仍较高，就要积极对待了，不可心存侥幸。

需要定期进行PSA检查吗？

美国泌尿外科学会（AUA）和美国临床肿瘤学会（ASCO）建议50岁以上男性每年应接受例行DRE、PSA检查。对于有前列腺癌家族史的男性人群，应该从45岁开始进行每年一次的检查。我国台湾地区专家共识，推行美国建议，内陆经专家讨论达成共识，对50岁以上有下尿路症状的男性进行常规PSA和DRE检查，对于有前列腺癌家族史的男性人群，应该从45岁开始定期检查、随访。对DRE异常、有临床征象（如骨痛、骨折等）或影像学异常者应进行PSA检查。

定期进行PSA检查可早期发现前列腺癌，提高前列腺癌根治的概率，我国前列腺癌一经发现大多属于晚期，就是因为人们没有重视PSA的筛查。前列腺癌的患者，PSA水平会逐年升高，定期进行PSA检查，可在出现临床症状前就出现PSA异常，提示人们进一步检查，从而较早发现前列腺癌。

PSA多久化验1次？

前列腺特异性抗原（PSA）作为常见的肿瘤标志物筛查项目之一，对于40岁以上的男性，建议每年检测1次，以动态检测其数值变化，并及时发现发生前列腺癌的可能性。而对于已经患有前列腺癌并进行了手术的患者则建议术后6周复测PSA，如结果无异常，可考虑每1~3个月随访复查1次，2年后每3~6个月随访复查1次，5年后每年复测1次。当然PSA并非是与前列腺癌相关的唯一指标，对于PSA升高的患者，也应当在医生的建议下接受直肠指诊的检查。随着医学技术的革新，前列腺核磁共振增强扫描和前列腺穿刺活检术都可为前列腺癌的确诊或排除提供必要的证据。

为何要做前列腺穿刺活检？

前列腺穿刺活检最主要的目的是明确诊断。只有通过前列腺穿刺活检取得组织标本，才能获得病理诊断结果，包括前列腺癌的分化以及评分等，这是确诊前列腺癌必需的步骤。在TRUS引导下，从前列腺以及周围组织结构中寻找可疑病灶，并能初步判断肿瘤的体积大小。但TRUS在前列腺癌诊断特异性方面较低，发现一个前列腺低回声病灶要与正常前列腺、BPH、PIN、急性或慢性前列腺炎、前列腺梗死和前列腺萎缩等鉴别。在TRUS引导下进行前列腺系统性穿刺活检，是前列腺癌诊断的主要方法。前列腺系统性穿刺活检是诊断前列腺癌最可靠的检查。

前列腺穿刺要打麻醉吗？

一般来讲，国内开展前列腺穿刺的医院在穿刺时不麻醉。

前列腺穿刺活检带来的不适包括两部分：一是因为要将超声探头以及穿刺枪置入直肠，引起不适，这类似于肛诊引起的不适，大多可以耐受；二是穿刺针经过直肠壁刺入前列腺引起的不适。前列腺穿刺针较细，且进针迅速瞬间完成，因此在患者平静、放松的情况下对患者产生的痛苦较小，一般可以耐受。

也有少数医院开展局麻下的穿刺活检，包括直肠内注入麻醉凝胶、肛门两侧的阻滞麻醉等，但效果并不理想。

少数患者在穿刺后仍然会主诉有局部疼痛，可口服止痛药治疗。

前列腺穿刺要做哪些准备？

首先要在门诊或病房进行常规的验血检查，判断患者是否存在贫血、血小板减少、出血倾向等穿刺的禁忌征象。如果在服用阿司匹林等影响凝血的药物，要停药1周以上，否则穿刺后会导致不必要的大出血。对于老年患者进行心电图检查也是必要的。此外，患者应在穿刺前的几天（一般为3天）连续口服抗生素预防穿刺后感染，因直肠内以大肠埃希菌和厌氧菌为主，因此，抗生素常以甲硝唑配以其他敏感菌服用。在穿刺前夜，患者应在晚饭后禁食，并且服泻药排空大便作为肠道准备。穿刺前医生和护士等人员会对患者及家属进行相关健康教育，并进行知情同意的谈话签字。

前列腺穿刺后应注意些什么？

有条件的医院大都安排患者住院进行前列腺穿刺活检。患者完成穿刺检查后回到病房，应平卧4~6小时，配合护理人员每1小时测量心率及血压连续3次。配合医护人员进行抗感染等补液治疗。下床活动后避免剧烈运动以预防出血。患者应注意是否有血尿、血便等情况，并及时向医护人员反映。患者穿刺后应避免用力排便、排尿等，预防出血。因大多数前列腺穿刺是经直肠穿刺，易于将直肠内的大量细菌带入体内，引发感染，因此穿刺后积极预防感染，注意体温的变化，如有发热，及时处理。穿刺后一般来讲可正常饮食，不必禁食、禁水等。保持大小便通畅，医生在穿刺结束后，会在直肠内留置数个消毒棉球，可在穿刺后数小时内排出。

前列腺穿刺有哪些危险，前列腺穿刺可能的并发症是什么？

前列腺穿刺作为有创性的检查，有下列危险及并发症的可能。

（1）出血：表现为血尿、血便等。严重的出血较凶险，并危及生命，需立即抢救治疗。前列腺是一个血供非常丰富的器官，因此，前列腺穿刺后易于出血，甚至出现出血量较大等危险情况。

（2）感染：由于直肠是污染器官，经直肠穿刺可能引起菌血症的发生，患者表现为发热、白细胞升高，甚至是高热等。严重的感染经抗生素治疗无效，引起败血症、脓毒血症严重时危及生命。部分患者穿刺后出现尿路感染，反复的尿路刺激症状，以及尿检查出白细胞等。极少数患者出现肛周感染，甚至出现脓肿等，应及时处理。

（3）疼痛：患者穿刺后可能出现会阴部疼痛不适等，一段时间后大都消失，少数患者需服用止痛药物。

（4）部分患者会在穿刺后出现排尿困难，甚至出现急性尿潴留，这是由于穿刺后前列腺充血水肿，压迫后尿道，引起排尿困难，可服用坦洛新、特拉唑嗪等 α 受体阻滞剂治疗，通常会在短期内好转，尿潴留者需留置导尿。

前列腺穿刺是否会导致肿瘤扩散或快速生长？

这个问题是很多患者和家属的疑虑，其实，前列腺穿刺不会导致肿瘤扩散或快速生长。前列腺癌是一个生长缓慢的肿瘤，通常会在穿刺后几天就会得到病理结果而确诊，进而采用及时的治疗，国内外每年大量的穿刺病例，人们没有发现因穿刺而导致肿瘤扩散或快速生长的病例。

如何进行前列腺穿刺？

患者取左侧卧位，臀部靠近床边并朝向检查者，常规消毒皮肤，铺孔巾，0.5% 碘伏棉球消毒直肠黏膜。术者将超声探头从肛门插入，先行经直肠超声检查。然后在超声图像指引下穿刺活检针进针，触动扳机完成一针穿刺。目前穿刺针数有 6 针、10 针、12 针等方法。由于经直肠穿刺要把超声探头经肛门置入，因此患者应经肛门括约肌放松，配合医生的操作。

经会阴穿刺则取膝胸卧位或截石位，医生在超声引导下完成穿刺。

超声导引下进行前列腺穿刺，是缉拿前列腺癌的"神探手"吗？

经直肠超声引导前列腺穿刺活检是目前临床上确诊前列腺癌的唯一方法。前列腺癌的早期诊断，是降低病死率的关键。经直肠超声引导下前列腺穿刺活检准备简单，受检者只需清洁灌肠并预防性口服抗生素且操作过程患者无需麻醉，操作时间短，痛苦少；在直肠超声引导下穿刺图像清晰，定位准确，在6点穿刺法基础上，增加了对外周带的穿刺点，有利于提高肿瘤的检出率，超声还可以发现直肠指诊难以发现的异常结节，定位准确，引导穿刺针准确刺向可疑目标，使穿刺准确率大幅提高。由于以上特点，可以认为超声引导下前列腺穿刺活检是缉拿前列腺癌的"神探手"。

前列腺穿刺阴性，是否就说明没患前列腺癌？

前列腺穿刺有假阴性的可能。也就是说，由于穿刺的针数有限，或者肿瘤体积较小，可能没有穿到本来存在的肿瘤灶，虽然结果是阴性的，但是患者仍然患肿瘤。因此如果PSA异常等，虽穿刺结果为阴性，仍不能说警报完全解除，要严密随访，如果结果异常，要重复穿刺。

第一次前列腺穿刺阴性，什么情况下需重复穿刺？

第一次前列腺穿刺阴性结果，在以下情况需重复穿刺。

（1）PSA>10ng/ml，任何f/tPSA或PSAD。

（2）PSA：4~10ng/ml，复查f/tPSA或PSAD值异常，或直肠指检和影像学异常。

（3）PSA：4~10ng/ml，复查f/tPSA、PSAD、直肠指检、影像学均正常。严密随访，每3个月复查PSA。如PSA连续2次>10ng/ml或PSAV>0.75ng/ml（每年）应再穿刺。

（4）重复穿刺的时机：穿刺间隔时间尚有争议，目前多为1~3个月。

（5）重复穿刺次数：对2次穿刺阴性结果，属上述（1）~（3）情况者，推荐进行2次以上穿刺。

重复穿刺后，仍未找到癌细胞，但PSA仍升高，该怎么办？

如果二次穿刺阴性，并存前列腺增生导致的严重排尿症状，可行经尿道前列腺切除术，获取更多的前列腺组织标本，将标本送病理进行系统切片检查，可提高前列腺癌的检出率。

在进行TURP手术后病理发现前列腺癌，该怎么办？

经TURP确诊的老年患者，由于肿瘤病灶较小，经电切后偶然发现，故而有人称之为"偶发癌"。一旦确诊为前列腺癌并符合上述根治手术条件者应采取根治术。有报道认为经直肠穿刺活检者应等待6~8周再行根治术，可能会减少手术难度和并发症。经尿道前列腺切除术（TURP）者应等待12周再行手术。

如果患者已失去根治手术机会，则按照原则进行非手术治疗。

但是也有一些学者对这部分肿瘤患者不主张积极治疗，如果PSA及其他检查都正常，而患者年高体弱，可严密随访观察，甚至有学者提出，进行内分泌治疗带来的副作用，甚至可能比肿瘤本身造成的危害更大。但是对于相对年轻的患者，仍应积极治疗。也有学者认为，对于前列腺电切偶然发现的前列腺癌，如果Gleason评分小于4分，无论什么年龄都可不予治疗，仅严密随访即可。

诊断前列腺癌，CT和MRI哪一个更好？

CT对于早期前列腺癌的诊断敏感性低于MRI。前列腺癌患者进行CT

检查的目的主要是协助临床医师进行肿瘤的临床分期。对于肿瘤邻近组织和器官的侵犯及盆腔内转移性淋巴结肿大，CT的诊断敏感性与MRI相似。MRI检查可以显示前列腺包膜的完整性、是否侵犯前列腺周围组织及器官，MRI还可以显示盆腔淋巴结受侵犯的情况及骨转移的病灶。在临床分期上有较重要的作用。磁共振光谱学检查（Magnetic Resonance Spectroscopy，MRS）是根据前列腺癌组织中枸橼酸盐、胆碱和肌酐的代谢与前列腺增生和正常组织中的差异呈现出不同的光谱线，在诊断前列腺癌时有一定价值。MRI检查在鉴别前列腺癌与伴钙化的前列腺炎、较大的BPH、前列腺瘢痕、结核等病变时常无法明确诊断。因此，影像学检查TRUS、CT、MRI等在前列腺癌的诊断方面都存在局限性，最终明确诊断还需要前列腺穿刺活检取得组织学诊断。

前列腺癌的恶性程度都一样吗？

前列腺癌的恶性程度是不同的，对前列腺癌恶性程度的评价依赖前列腺癌病理类型及病理分级，即Gleason评分。分数越高，恶性程度越高。8分以上的前列腺癌属于高危前列腺癌，也就是说，肿瘤的恶性度较高。

Gleason 评分是怎么回事？

在前列腺癌的病理分级方面，目前最常使用Gleason评分系统。前列腺癌组织被分为主要分级区和次要分级区，每区的Gleason分值为1~5，Gleason评分是把主要分级区和次要分级区的Gleason分值相加，形成癌组织分级常数。最低的评分是1+1=2分，最高则是5+5=10分，分数越高，肿瘤恶性度越高。

分级标准如下。

Gleason 1：癌肿极为罕见。其边界很清楚，膨胀型生长，几乎不侵犯基质，癌腺泡很简单，多为圆形，中度大小，紧密排列在一起，其胞浆和良性上皮细胞胞浆极为相近。

Gleason 2：癌肿很少见，多发生在前列腺移行区，癌肿边界不很清楚，癌腺泡被基质分开，呈简单圆形，大小可不同，可不规则，疏松排列在一起。

Gleason 3：癌肿最常见，多发生在前列腺外周区，最重要的特征是浸润性生长，癌腺泡大小不一，形状各异，核仁大而红，胞浆多呈碱性染色。

Gleason 4：癌肿分化差，浸润性生长，癌腺泡不规则融合在一起，形成微小乳头状或筛状，核仁大而红，胞浆可为碱性或灰色反应。

Gleason 5：癌肿分化极差，边界可为规则圆形或不规则状，伴有浸润性生长，生长形式为片状单一细胞型或者是粉刺状癌型，伴有坏死，癌细胞核大，核仁大而红，胞浆染色可有变化。

Gleason=7分以及小于7分的病理具有根治手术的指征。一般来讲，对于大于7分的前列腺癌，如果各项检查结果都符合进行根治性切除的指征，很多学者仍主张进行根治性切除，但是术后要进行辅助性内分泌治疗。

同位素骨扫描对前列腺癌的诊断有什么意义？

前列腺癌的最常见远处转移部位是骨骼。ECT可比常规X线片提前3~6个月发现骨转移灶，敏感性较高但特异性较差。一旦前列腺癌诊断成立，建议进行全身骨显像检查（特别是在PSA>20、GS评分>7时），有助于判断前列腺癌准确的临床分期。

所有的前列腺癌患者都要进行骨扫描吗？

一般来讲，PSA低于20的前列腺癌患者发生骨转移的机会较少，但是，人们几年来仍发现部分患者的PSA较低，但是骨扫描或其他检查发现骨转移病灶，因此，目前很多医院对于确诊的患者都建议进行骨扫描检查，尤其打算接受前列腺癌根治性切除的患者，在术前接受骨扫描非常必要，已经发现有骨转移的患者，是不能进行根治性切除手术的。

骨扫描的准确性高吗？阴性就一定说明没转移吗？

骨扫描是目前诊断肿瘤骨转移的主要方法，具有很高的灵敏度，能够较早地发现骨转移病灶，一般认为核素骨扫描能较X线检查早3~6个月，甚至18个月发现骨转移病灶。但骨扫描的特异性不足，显示单个病灶，甚至2个病灶的，需排除骨的良性病变。一旦发现可疑病灶，可对可疑部位进行X线、CT或者MRI等影像学检查，以进一步明确诊断。

对于以成骨性破坏为主的患者，骨扫描敏感度很高，但是对于破骨性病灶为主的转移灶患者，骨扫描并不能发现，但是前列腺癌绝大多数是成骨性的骨转移灶，因此多能早期发现，对于骨扫描阴性患者而接受内分泌治疗的中晚期患者，需要定期随访，及时了解疾病的进展情况。

治疗 篇

前列腺癌有哪些治疗方法？

随着医疗技术和医疗设备的不断发展，现在用于治疗前列腺癌的方法众多，大体分为手术疗法和非手术疗法。对于某些患者，一些非手术疗法可达到与手术疗法相当的效果。

具体而言，目前前列腺癌的治疗方法主要包括以下几种。

（1）观察等待治疗，也就是主动监测前列腺癌的进程，在出现病变进展或临床症状明显时给予其他治疗。仅适于少数肿瘤分期较低分化较好，患者年高或预期寿命较短的患者。

（2）前列腺癌根治性手术，是治疗早期或部分中期前列腺癌患者达治愈效果的最主要手段。主要包括传统的经会阴或经耻骨后以及腹腔镜前列腺癌根治术。

（3）前列腺癌外放射治疗，也就是我们通常意义上的放疗。

（4）前列腺癌近距离照射治疗，也就是把放射性的粒子植入前列腺内杀灭肿瘤细胞的方法。

（5）前列腺癌内分泌治疗，包括去势治疗和雄激素阻断治疗。其中去势治疗又包括手术去势（切除双侧睾丸）和药物去势（如注射用醋酸曲普瑞林、戈舍瑞林）。目前，去势加抗雄药物可最大限度地阻断雄激素的作用，即所谓的"全雄阻断"，是目前最常用的也是效果最好的内分泌治疗手段。

如何选择正确的治疗方法？

前列腺癌的治疗方法很多，具体方法的选择应根据每个患者的具体情况而定。一般来说，选择观察等待治疗的仅仅适合那些低危险前列腺癌（PSA 4~10ng/ml，Gleason评分≤6，临床分期≤T_2a）的患者，或者是预期寿命较短，以及其他治疗伴随的并发症大于延长寿命和改善生活质量情况的患者。对于预期寿命≥10年，健康状况良好，没有严重心肺疾病的早期和部分中期前列腺癌患者可以考虑采用前列腺癌根治手术。前列腺癌外放射治疗由于不同的治疗目的几乎适合所有分期的患者，国内主要用于晚期患者的治疗。前列腺癌近距离照射治疗只适合早期、肿瘤恶性程度相对较低，同时PSA<10ng/ml的患者，这种方法在国外应用较为成熟，据临床研究表明，部分患者应用这种方法甚至可达到前列腺癌根治手术的效果。内分泌治疗通常适用于晚期前列腺患者，或者属于早中期但因各种原因不能行前列腺癌根治术的患者，以及行根治术后又复发的患者。

总之，前列腺癌治疗方法的选择因人而异，一旦确诊为前列腺癌，应该听从医生的建议，根据每个人的具体病情采用最合适的治疗方案。

确诊前列腺癌就要马上治疗吗？

随着生活习惯、饮食结构的改变以及检测手段的不断更新发展，恶性肿瘤的发病率越来越高。人们大都"谈癌色变"，一贯认为患了恶性肿瘤就肯定没得治了，肿瘤扩散、转移而最终死亡只是早晚的事情。其实，这是对恶性肿瘤认识上的一个误区。不同部位的肿瘤以及同一部位不同级别的肿瘤，它们的最终发展结果是千差万别的。

前列腺癌就是恶性肿瘤中自然病程发展相对较慢的一种。一般来讲，前列腺癌癌细胞的生长、扩散、转移要比肝癌、肺癌等这些恶性肿瘤慢得多。国外曾经有学者对尸体的前列腺进行研究，发现有些前列腺中有癌细胞，但这部分人在生前却并没有表现出前列腺癌的相关症状。长期的临床观察也证明，相当一部分早期前列腺癌患者不做任何治疗，他的病情并没有进展。正是由于这个原因，一些早期前列腺癌患者可以采取临床密切随访观察而不需要立即处理。当然，即便是早期前列腺癌，也不是每个人都能这样随访而不做治疗的，只有符合以下条件的患者，才能考虑观察随访：血PSA<4ng/ml，患者本身的预期寿命短，肿瘤病理分级低。

当然，病情总是在千变万化的，最终的治疗方案还需医生根据每个人的具体情况而定。

所有的前列腺癌都可以进行根治手术吗？

通常，一旦诊断为恶性肿瘤，大部分人的第一反应就是能不能手术。的确，前列腺癌根治手术是治疗前列腺癌非常有效的一种方法，这种手术能尽可能彻底地切除肿瘤，对很多早期患者能达到治愈的效果。随着医生手术技术的不断改进以及手术设备的不断更新，越来越多的前列腺癌患者因及早施行了根治性手术而取得了满意的治疗效果。

但是，并不是所有的前列腺癌患者都可以进行根治性手术。做这样的手术是有一定条件的，也就是医生们通常所说的手术指征。一般来说，只有符合以下条件的患者，医生才会考虑行前列腺癌根治术：患者预期寿命≥10年，身体状况良好，没有严重的心肺疾病，同时属于肿瘤局限在前列腺包膜以内的早期前列腺癌。但是，需要指出的是，有些患者即使符合上述条件，但血PSA较高（>20ng/ml）或肿瘤的恶性程度较高（Gleason评分≥8），则行前列腺癌根治术效果欠佳，一般术后需要加以辅助治疗。

有些患者一旦诊断为前列腺癌，即使达不到手术指征，也强烈要求医生施行"彻底的根治性手术"，其实这样是非常不明智的。因为手术本身是有风险的，达不到手术指征而勉强手术，不仅不能彻底切除癌细胞，反而会加快肿瘤的进展，或者在手术中以及手术后出现严重的心肺并发症，甚至死亡，这样做是得不偿失的。

什么是前列腺癌根治术？

前列腺癌根治术是治疗患者预期寿命超过10年的早期前列腺癌的首选方法。传统的开放前列腺癌根治术已经有上百年的历史，在欧美国家应用十分普遍，在国内的应用也越来越广泛。包括传统的经会阴、经耻骨后以及近些年发展较快的腹腔镜前列腺癌根治术。

由于前列腺的特殊解剖位置，前列腺癌根治术的手术操作难度大，术中、术后可能出现较多并发症，是公认的泌尿外科专业中最难的手术之一。

前列腺癌根治术主要是把整个前列腺完整的切除，然后把膀胱和尿道直接缝合起来，同时需要切除的还有双侧精囊、双侧输精管壶腹段、膀胱颈部以及盆腔淋巴结。

尽管前列腺癌根治术治疗效果好，但是手术风险也较大，可能产生的手术并发症较多，包括手术中大出血、损伤直肠、手术后尿失禁、排尿困难、性功能障碍等等。当然，随着技术的不断改进和医生熟练程度的提高，并发症的发生率也在逐步减少。绝大部分施行该手术的患者，都能达到满意的疗效。

前列腺癌根治术有哪几种手术方法？

前列腺癌根治术主要包括开放前列腺癌根治术（经耻骨后前列腺癌根治术及经会阴前列腺癌根治术）、腹腔镜前列腺癌根治术，以及近几年发展的机器人辅助腹腔镜前列腺癌根治术。

经耻骨后前列腺癌根治术是开放手术的主要方式，该手术通常需要采用约10cm的经下腹部正中切口，从脐部至耻骨联合上缘。手术后，切口需要缝合10~15针。手术时需要留置导尿管一根，自尿道外口经过尿道置入膀胱，导尿管留置大约2周后由医生拔除，同时，下腹部还有另外一根引流管引流渗出液，大约5天后拔除。

经会阴前列腺癌根治术是另外一种开放手术的方式，这种方式需要采用截石位，切口是在会阴部肛门和阴囊之间做一弧形切口，长度6~8cm，手术后导尿管、引流管放置都和耻骨后前列腺癌根治术一样。目前较少采用这种手术方式。

腹腔镜前列腺癌根治术是一种微创治疗，它仅需要在下腹部做几个5~10mm直径大小的小孔样腹壁切口，由腹腔镜显示系统提供手术图像，手术者使用细长的工具通过小切口的通道伸入，来完成前列腺癌根治术。自1992年报告第一例腹腔镜下前列腺癌根治术以来，通过不断改进技术和器械，腹腔镜前列腺癌根治术在保留开放手术优点的同时，又体现出创伤小、出血少、视野清晰的特点，因此在众多国家逐步得到推广应用。

机器人辅助腹腔镜前列腺癌根治术是在腹腔镜手术基础上发展而来的新手术方式，手术过程和腹腔镜前列腺癌根治术一样，只是器械是由电脑控制。手术者通过切口置入机械工具，然后操作电脑和监视器，之后的手术操作由医生控制机械臂完成。

腹腔镜前列腺癌根治术是怎么回事？

腹腔镜前列腺癌根治术是一种微创治疗，它仅需要在下腹部做几个5~10mm直径大小的小孔样腹壁切口，第一个切口位于脐上方，经过此切口置入一个连接有摄像头的观察镜，给手术者提供手术操作视野的画面。第一个孔做好后，腹腔镜观察镜置入并充入二氧化碳气体至腹腔。通常还需要另外做4个小切口，2个位于脐水平腹直肌旁两侧，另外2个位于左右髂前上棘内上方2cm，通过这样的切口给手术操作提供通道。

手术过程中由腹腔镜提供图像，医生使用细长的工具自切口伸入，游离切除前列腺腺体、精囊、输精管、淋巴结等。然后缝合并重新连接尿道于膀胱。所有的手术过程类似于开放手术的耻骨后前列腺癌根治术，只是腹腔镜手术的每一步骤都是通过小切口的细长工具来完成。

近10年来，国内腹腔镜技术发展迅速，腹腔镜前列腺癌根治术有逐渐代替开放手术的趋势。

机器人辅助腹腔镜前列腺癌根治术是怎么回事？

前列腺癌根治术近些年来发展较快，其中手术机器人的出现使前列腺癌的微创外科治疗进入了新的时代。手术机器人系统包括控制台、机械手器械及其固定系统、三维视觉成像系统和腹腔充气装置等组成部分。目前最常用的是da Vinci（达·芬奇）系统，另外还有ZEUS（宙斯）系统和AESOP（伊索）系统。第一个被美国FDA准许使用的手术机器人是da Vinci（达·芬奇）手术系统，它是以文艺复兴时期伟大发明家"达·芬奇"的名字命名的。Da Vinci手术系统的机器手由多关节组成，灵活自如，犹如人手直接操作；手术视野可以放大12倍，能够在盆腔有限的空间内仔细进行组织解剖、分离、切除和施行精细缝合。"达·芬奇"手术系统具有更好的"灵活性""精确性"和"可操控性"。美国是全球拥有手术机器人最多的国家，目前中国的多家大型三甲医院也已购置了"达·芬奇"机器人，并且已开展了多台机器人辅助腹腔镜前列腺癌根治术。

机器人辅助腹腔镜前列腺癌根治术的手术过程和腹腔镜前列腺癌根治术一样，只是器械是由电脑控制。手术者通过切口置入机械工具，然后操作电脑和监视器，之后的手术操作由医生控制机械臂完成。机械臂的动作十分精确，这样就可以切除前列腺，并能最大限度地保留尿道括约肌和神经束，从而使术后更快地恢复控尿，保留了勃起神经，因而术后勃起功能改善等。

哪些患者适合行腹腔镜前列腺癌根治术？

腹腔镜前列腺癌根治术适用于可能治愈的前列腺癌。手术的选择要综合考虑前列腺癌的临床分期、患者的预期寿命以及健康状况。虽然手术没有硬性的年龄限制，但应该充分考虑到老年男性70岁以后随着年龄增长，手术并发症及死亡率将会增加。

对于已经确诊为前列腺癌的患者，临床分期为局限前列腺癌（T_1~T_2c期）、预期寿命 ≥ 10 年者可选择腹腔镜前列腺癌根治术；对于 PSA>20ng/ml 或者 Gleason 评分 ≥ 8 分的局限性前列腺癌患者，行根治术后可给予其他辅助治疗。

而存在严重的心血管疾病、肺功能不良、严重出血倾向性疾病或血液凝固性疾病，已存在骨转移及淋巴结转移，预期寿命不足 10 年等前列腺癌患者则不适合行腹腔镜前列腺癌根治术。

既往有前列腺手术史、进行过新辅助内分泌治疗会增加腹腔镜前列腺根治术的手术难度，同样前列腺放射治疗后也会影响腹腔镜手术操作。

前列腺癌中晚期患者，就完全失去手术机会了吗？

对于分期较晚的患者，现在越来越多的学者主张选择性地进行前列腺癌根治术，但是，术后要给予辅助性的治疗，比如术后应用内分泌治疗或者放疗等，大部分患者也能取得比较理想的治疗效果，但是，这类患者选择手术治疗尚需要大宗病例的资料积累，以及中长期的随访观察。对那些不能手术的患者，也不是完全绝望，还可以采用内分泌治疗等方法，仍能取得理想的治疗效果。

开放经耻骨后手术和腹腔镜手术效果一样吗？

开放经耻骨后前列腺癌根治术已经有上百年的历史，是最为经典的前列腺癌根治性切除方法，也是目前国内外绝大多数医生所采用的手术方法。腹腔镜下前列腺癌根治术是近十几年来逐渐发展起来的。由于前列腺的位置比较特殊，传统开放手术操作比较困难。腹腔镜下手术能非常清晰地暴露手术视野，对于一个熟练掌握腹腔镜操作技术的泌尿外科医生来说，操作起来更为方便。

就治疗前列腺癌的效果而言，这两种手术方法并没有显著的差别，都能将肿瘤彻底切除。腹腔镜手术的优点在于创伤小、手术后恢复更快，但术中和术后并发症相对较多，相对传统开放手术，腹腔镜手术操作比较复杂，对医生的技术要求更高。对于熟练掌握腹腔镜技术的外科医生来说，经腹腔镜手术进行前列腺癌根治术，是一个理想的选择。

腹腔镜前列腺癌根治术能有效治疗前列腺癌吗？

前列腺癌根治术是治疗局限性前列腺癌的金标准，该手术的目标是彻底切除肿瘤，尽快恢复控尿功能和勃起功能。腹腔镜前列腺癌根治术的手术过程类似于开放手术的耻骨后前列腺癌根治术，只是腹腔镜手术的每一步骤都是通过小切口的细长工具来完成，因此能有效治疗前列腺癌。自1992年国外报告第1例腹腔镜下前列腺癌根治术以来，通过不断改进技术和器械，腹腔镜前列腺癌根治术在保留开放手术优点的同时，又体现出创伤小、出血少、视野清晰的特点，因此在众多国家逐步得到推广应用。目前中国的多家大型三甲医院泌尿外科已经广泛开展腹腔镜前列腺癌根治术，很多国内泌尿外科专家的腹腔镜前列腺癌根治术的技术水平已经达到国际水平。

腹腔镜前列腺癌根治术有哪些并发症？

腹腔镜前列腺癌根治术治疗效果好，由于前列腺在人体内的位置特殊，用腹腔镜完成前列腺癌根治术在泌尿外科微创手术界一直是公认最难的手术之一。可能产生的手术并发症包括手术中出血、损伤直肠、手术后尿失禁、排尿困难、勃起功能障碍，等等。当然，随着腹腔镜技术的不断改进和医生熟练程度的提高，并发症的发生率也在逐步减少。绝大部分施行该手术的患者，都能达到满意的疗效。

腹腔镜前列腺癌根治术后的护理要注意些什么？

腹腔镜前列腺癌根治术术前、术后患者都要积极配合医护人员的工作。

术前吸烟患者要积极戒烟；对伴有高血压病、糖尿病患者，要严密监测血压、血糖，规律用药、稳定血压及血糖；要高蛋白、高维生素、高热量饮食，以提高患者机体免疫力，有利于术后切口愈合。患者可以适当了解前列腺癌疾病知识及手术方式；可以与同患有前列腺癌的病友交流，增强对手术的信心，放心地接受治疗。术前按照医院要求准备，术前3天半流饮食，术前1天流质饮食，术前12小时禁饮食，术前4小时禁水，术前1天灌肠，术日清晨清洁灌肠。术前有效咳嗽练习，采取两步咳痰方法：深呼吸5~6次，再深吸气，之后保持张口然后轻咳，将痰液咳至咽喉部，再迅速将痰咳出。

术后第1天起在床上活动双下肢以促进血循环，病情稳定后尽早下床活动；术后保持尿管引流通畅；多食富含粗纤维的食物，保持大便通畅；拔除导尿管后如果有出现尿失禁时，不用过分紧张，积极和医生交流，大部分的尿失禁是暂时的。坚持做盆肌肉锻炼可逐渐恢复控尿功能：深吸气时收缩肛门，呼吸时放松，每日锻炼2次，每次15分钟为一组，每次收缩8秒、放松8秒。出院后注意休息，劳逸结合，3个月内避免剧烈活动，如负重、骑车等；多食新鲜蔬菜水果，以及忌辛辣刺激性食物、戒烟酒；保持大便通畅；定期返院复查。

开放术式前列腺癌根治术与腹腔镜前列腺癌根治术哪种方法更好？

开放经耻骨后前列腺癌根治术已经有100多年的历史，是最为经典的前列腺癌根治性切除方法。腹腔镜下前列腺癌根治术是近十几年来逐渐发展起来的。由于前列腺的位置比较特殊，传统开放手术操作比较困难。腹腔镜下手术能非常清晰地暴露手术视野，对于一个熟练掌握腹腔镜操作技术的泌尿外科医生来说，操作起来更为方便。

就治疗前列腺癌的效果而言，这两种手术方法并没有显著差别，都能将肿瘤彻底切除。腹腔镜手术的优点在于创伤小、手术后恢复更快，相对传统开放手术，腹腔镜手术操作比较复杂，对医生的技术要求更高。对于熟练掌握腹腔镜技术的外科医生来说，经腹腔镜手术进行前列腺癌根治术，是一个理想的选择。

这两种方法各有优缺点，但疗效并没有明显的差别。腹腔镜手术损伤小、恢复快，但技术操作难度相对较高，费用较开放手术昂贵。开放手术创伤相对较大，术中、术后并发症相对腹腔镜手术较多，患者恢复慢，而费用相对少。具体选择哪一种手术方法，在听取医生根据病情提出可选择的相关治疗方案后，患者可根据自身情况决定。

腹腔镜前列腺癌根治术与机器人辅助腹腔镜前列腺癌根治术的差异在哪里？

机器人辅助腹腔镜前列腺癌根治术的手术过程和腹腔镜前列腺癌根治术一样，只是器械是由电脑控制。手术者通过切口置入机械工具，然后操作电脑和监视器，之后的手术操作由医生控制机械臂完成。机械臂的动作十分精确，这样就可以切除前列腺，并能最大限度地保留尿道括约肌和神经束，从而使术后更快地恢复控尿，保留了勃起神经，因而术后勃起功能改善等。

由于前列腺在人体内位置特殊，用腹腔镜完成前列腺癌根治术在泌尿外科微创手术界一直是公认最难的手术之一，而应用机器人手术系统，就使其变得比较简单，所以目前全球机器人外科手术应用最普遍的即为机器人辅助腹腔镜前列腺癌根治术。与传统腹腔镜下手术相比，机器人辅助腹腔镜的手术出血量少、术后并发症少、术后切缘阳性率低、转开放性手术率低、患者控尿能力强。传统的腹腔镜前列腺癌根治术对腹腔镜下游离和吻合技术的要求较高，而机器人辅助腹腔镜系统的优质视野图像和更便于精细操作的器械，使得广大泌尿外科医生更容易掌握该项技术。而且机器人辅助腹腔镜前列腺癌根治术可远程遥控手术，手术医生可能通过网络、卫星系统操控其他地区的机器人进行手术。但是机器人辅助手术系统的费用，包括系统购买、维护和升级的费用，在现阶段仍非常昂贵，这些都限制了机器人辅助手术在国内的广泛开展。

开放术式前列腺癌根治术、腹腔镜前列腺癌根治术、机器人辅助腹腔镜前列腺癌根治术，哪种手术方式更好？

开放术式前列腺癌根治术、腹腔镜前列腺癌根治术和机器人辅助腹腔镜前列腺癌根治术这三种手术方式都是治疗局限性前列腺癌的有效方法。

前列腺深藏于耻骨后，而男性盆腔相对较小，开放手术的空间暴露较为困难，留给手术者操作的空间并不是足够大。而在腹腔镜下行前列腺癌根治术，则克服了这一缺陷，手术视野很清晰，更有利于精细处理耻骨后阴茎背血管复合体等血管。此外，腹腔镜手术的气腹压使得一些小静脉压迫闭合，也减少了出血量。前列腺癌根治术后常见并发症包括吻合口漏、吻合口狭窄、直肠损伤、尿失禁、勃起功能障碍等。腹腔镜对手术区域有放大作用，更利于精细的解剖和吻合。

腹腔镜前列腺癌根治术术中出血量比开放手术少，输血率也低；术后尿道狭窄的发生率较开放手术小，腹腔镜前列腺癌根治术有侵袭性小、术中出血少、术后并发症低等优点。当然对于一名熟练掌握开放术式前列腺癌根治术的泌尿外科医生没有必要为了行腹腔镜前列腺癌根治术而去改变手术方式。对于有微创意愿的患者，可推荐选择腹腔镜前列腺癌根治术。

随着机器人技术的不断发展，目前在前列腺癌高发的美国及欧洲大部分国家，机器人辅助腹腔镜前列腺癌根治术治疗临床局限性前列腺癌几乎取代了开放术式前列腺癌根治术和腹腔镜前列腺癌根治术。2009年全球超过了6万例行机器人辅助腹腔镜前列腺癌根治术，该手术有术中出血量减少、住院时间缩短、术后疼痛轻、术后能较早恢复日常活动、围手术期并发症减少等优点。但是机器人辅助手术系统的费用，包括系统购买、维护和升级的费用，在现阶段非常昂贵。这些都限制了机器人辅助手术在国内的广泛开展，目前在国内已有部分大型三甲医院开展此项工作。

前列腺癌根治术效果怎样？

总的来说，前列腺癌根治术是一种治疗效果好、死亡率低、大多数患者可以耐受的手术。但是，具体情况又是因人而异的，肿瘤不同的生长范围、癌细胞不同的恶性程度、患者不同的身体状况等因素，都会影响到手术效果。

肿瘤局限在前列腺包膜以内的患者施行前列腺癌根治术有治愈的机会。一般说来，肿瘤局限于前列腺的一侧叶，根治术后15年无癌生存率在50%~70%。但是，如果前列腺两侧叶均有肿瘤，约有50%的患者肿瘤已侵犯精囊，同时有25%~35%的病例有淋巴结转移，根治手术后15年无癌生存率为25%。

总之，对于有机会施行前列腺癌根治术的患者，手术治疗无疑是治疗效果最好的选择。

前列腺穿刺活检后，为什么要等6~8周后才进行手术？

当患者经前列腺穿刺证实为前列腺癌后，如果经医生的评估可以施行前列腺癌根治术，通常医生会让等6~8周后再进行手术。这主要是因为行前列腺穿刺后，前列腺及周围组织出现水肿、发生炎症反应，前列腺与周围正常组织粘连严重。若马上手术，则会出现解剖层次不清晰，手术中不容易将前列腺与直肠等周围组织完整地分离开，从而导致损伤以及切除不彻底等后果。穿刺后6~8周，炎症、水肿会逐渐消退，前列腺周围组织基本恢复正常解剖关系，此时再施行手术，能使手术更顺利地进行，手术效果也更好。同时，前面我们也提到，由于前列腺癌本身属于发展较慢的一种肿瘤，这一段等待时间并不会增加肿瘤明显进展的机会，所以，这一段时间的等待是必要的，正所谓"磨刀不误砍柴工"，这并没有贻误战机。

前列腺癌根治术后，是否会丧失性功能？

前列腺癌手术非常复杂，难度很高，术后往往会产生一些并发症。术后性功能有没有受到影响，是很多患者最担心的问题之一。

首先，我们要知道，阴茎的勃起功能是受勃起神经支配的。在前列腺的两边后外侧方，各有一个叫作"神经血管束"的结构，支配阴茎勃起的神经就包含在这个结构当中。传统的前列腺癌根治术为了尽可能彻底地切除肿瘤，通常会损伤"神经血管束"，从而导致大部分患者术后有勃起功能障碍。

近年来开展的保留性功能的前列腺癌根治术就是手术中在确保肿瘤切除彻底的前提下，尽可能地保留完整的神经血管束，很多患者术后因此而保留了性功能。但是也有一部分患者即使施行了保留神经血管束的手术，术后仍然出现勃起功能障碍，这一方面是由于神经血管束的解剖变异较多，术中受到损伤；另一方面，也有可能是手术中损伤了供应阴茎的血管，从而导致术后阳痿。

但是，总的说来，近年来随着勃起神经保护技术的发展，大多数患者术后可保留正常的性功能，一般术后1年3/4的患者可恢复正常性功能。

何为前列腺癌的新辅助治疗？

新辅助治疗主要是指在行前列腺癌根治手术之前进行的一系列治疗方法。其目的主要是为了能让更多的患者达到施行前列腺癌根治术的条件，以及让能施行前列腺癌根治术的患者达到更好的手术效果。

广义的新辅助治疗包括新辅助内分泌治疗、新辅助化疗以及内分泌治疗+化疗的新辅助治疗。而狭义的新辅助治疗仅指新辅助内分泌治疗。我们通常所说的新辅助治疗（包括下文所述）都是指新辅助内分泌治疗。

但是，最近最新的临床研究发现，术前给予新辅助内分泌治疗，虽说能减少切缘阳性率，但对于术后总体生存率并不能有效改善。因此，目前，大对数医生已经放弃术前内分泌治疗的应用，更多的医生已经转为术后应用辅助内分泌治疗。

什么叫作辅助内分泌治疗？

对于分期较晚的患者，在根治性手术以后，或放疗以后给予内分泌治疗，通常叫作辅助内分泌治疗。辅助内分泌治疗是目前研究得最多、也相对成熟的，同时也是临床上主要应用的辅助治疗方法，它包括去势治疗（睾丸切除术或者药物去势）、抗雄激素治疗和全雄阻断治疗。而应用最多的又是后者，即黄体生成素释放激素类似物（注射用醋酸曲普瑞林、戈舍瑞林）和抗雄激素药物（氟他胺、比鲁卡胺）的联合治疗。

前列腺癌根治术后，是否还需要其他辅助治疗？

通常人们认为，癌手术后要进行化疗等辅助治疗，比如胃癌、乳腺癌等。那么前列腺癌是否也要常规化疗或放疗呢？答案是否定的。

只有前列腺癌进入激素抵抗阶段，才需要进行化疗，术后即便发现肿瘤复发或淋巴结转移，也不需要马上化疗，而是首选内分泌治疗。具体到前列腺癌根治术后的放疗，部分患者则是可用的选择之一。如果根治术后病理报告为切缘阳性，那么，术后进行辅助放疗可取得理想的效果，提高根治率。对于根治术后的大部分患者，如果切缘阴性，可不必放疗。

前列腺癌术后辅助内分泌治疗是必需的吗？

尽管前列腺癌根治术是治疗早期以及部分中期前列腺癌患者的最佳治疗方案，但并非所有施行该手术的患者都能达到彻底治愈的目的。相反，有相当一部分患者会出现术后复发或转移。这是因为在施行前列腺癌根治术时，一部分患者已经出现邻近淋巴结转移或者伴有微小转移灶的发生，甚至部分患者分期被低估，手术切缘阳性。据报道，根治术后标本的淋巴结阳性率可达20%~40%。而对于这部分患者，术后5年无瘤存活率不到30%。因此，清除转移淋巴及以及微小转移灶是提高接受根治术患者预后的一项重要手段。对于这部分患者，目前认为，前列腺癌根治术后接受激素辅助治疗，可以提高远期存活率。对于切缘阳性的患者，术后给予内分泌治疗或放疗，可提高治愈率。对于那些高危前列腺癌，也就是术前PSA大于20ng/ml、Gleason评分在8分以上的患者，或者术中发现肿瘤已侵犯包膜等情况者，术后给予辅助内分泌治疗可改善生存率、减少复发，因此这些患者术后进行辅助内分泌治疗是必要的。

对于大部分施行根治术的前列腺癌患者，如果术前确诊、术中证实肿瘤局限于前列腺内，癌分化良好，术后可不给予辅助内分泌治疗，但要严密随访。

哪些患者需要进行辅助内分泌治疗？

前列腺癌根治术后，是否还需要辅助内分泌治疗应视具体情况而言。一般说来，T_2期（是指肿瘤局限在前列腺包膜内）或T_3期（肿瘤侵犯到前列腺包膜或者精囊腺）前列腺癌患者需要进行术后辅助内分泌治疗。T_2期患者虽然肿瘤局限在包膜以内，但是仍有1/4的患者出现手术后复发。原因包括切缘阳性，Gleason评分≥ 7，PSA>10ng/ml。而T_3期患者的复发率则更高。对于Gleason≥ 7，PSA≥ 10ng/ml的T_3期肿瘤，术后PSA复发的平均时间仅为1年。对于根治术后病理切缘阳性，或术后病理证实有淋巴结转移者，由于高复发和转移率，也应该行术后辅助治疗，以提高远期存活率。如前所述，那些所谓的高危前列腺癌，术后也是要辅助内分泌治疗的患者。

如何进行激素辅助治疗？

前列腺癌根治术后激素辅助治疗的具体方法同术前新辅助治疗一样，包括单纯去势或抗雄激素治疗，以及最大限度雄激素全阻断，即去势加抗雄激素治疗。通常以全雄阻断治疗应用最多。

对于术后进行激素辅助治疗时机的选择，目前尚无公认的统一标准。通常，激素辅助治疗的时机包括术后即刻辅助治疗、PSA 进展期辅助治疗以及临床进展期辅助治疗。术后何时开始进行激素辅助治疗能够达到最理想的效果，现在仍有争论。近几年的一些大规模临床研究发现，前列腺癌根治术后即刻进行激素辅助治疗能显著提高患者的远期生存率。因此，若无特殊情况，现在多主张在前列腺癌根治术后马上进行激素辅助治疗。

前列腺癌患者在等待手术期间该注意什么？

前列腺癌根治术是泌尿外科手术中最大的手术之一，手术对患者的心理和生理都会产生较大的创伤。而且由于前列腺癌患者多为老年人，身体各部位功能均有下降，甚至一部分患者同时合并有心、脑、肺等其他系统的疾病，因此，手术前适当的准备十分必要。

首先，应保持一个相对良好的心态，避免过度焦虑。任何人知道自己患了癌症都不可能若无其事，担心是肯定有的，也是正常的。但是，过分的紧张和焦虑是不可取，也是没有必要的。要明确的是既然有机会手术治疗，说明还不算太晚，还是有治愈机会的。要有一个良好的心态，树立战胜疾病的信心，这是非常重要的。

其次，平时患有心、肺或其他系统内科疾病的患者应该到内科医生那里进行相关咨询，告诉医生自己的情况，以便内科医生根据病情调整用药或做相应的处理。比如高血压患者一定要把血压控制在一定范围之内，糖尿病患者要严格控制好血糖。对于服用阿司匹林的患者，要求术前至少停药1周，以免术中、术后出现不易控制的出血。

同时，保持良好的生活习惯也十分重要。有吸烟习惯的患者要严格戒烟至少2周，不能嗜酒。保持正常健康的饮食习惯，从而在术前保证相对良好的体格是必要的。

总之，前列腺癌患者应该树立这样一种思想：疾病的治疗不是从进手术室才开始，而是在等待手术时就已经开始。在术前将自己的心理和生理调整到一个相对较好的状态，对于疾病的治疗会起到事半功倍的效果。

前列腺癌根治术后多久来医院复查一次？

尽管前列腺癌根治术总体效果比较满意，但并不代表手术后就可以高枕无忧了。事实上，相当一部分前列腺癌患者在接受前列腺癌根治术后仍出现了复发。而早期发现术后复发，对于下一步治疗以及疗效是非常重要的。因此，前列腺癌根治术后随访十分重要，一般术后半年内每月进行1次，2年内每3个月随访1次，2年后每半年随访1次，5年后每年随访1次。

前列腺根治术后PSA仍然较高是怎么回事，应如何处理？

PSA除了在术前作为前列腺癌的重要诊断手段之一，也是术后非常重要的监测肿瘤发展情况的指标之一。通常，成功的前列腺癌根治术后3周不应该检测到PSA，如果术后PSA仍然较高，说明体内仍有产生PSA的组织，即残留的前列腺癌病灶。可能的原因有以下两种情况：①术前肿瘤的临床分期被低估，导致手术切除不彻底。因为手术前的分期主要依据是核磁共振或CT，但这些影像学检查只能是大致判断肿瘤的范围，有时候图像上显示正常的组织其实已经有癌细胞浸润。手术时这些含有癌细胞的组织可能被当作正常组织保留了下来。②患者已经有淋巴或远处转移。这同样是术前对肿瘤生长情况评估不足的问题。只有当肿瘤生长到一定的大小，影像学检查才能发现。而有时癌细胞虽然已经有了远处器官转移或淋巴结转移，但是不一定能在核磁共振等检查的图像上显示出来。

前列腺癌根治术后一旦发现PSA仍然很高，也不用特别紧张，应当向医生提供详细的手术前后的资料，耐心、仔细地听医生分析病情，寻找PSA仍然较高的原因，然后再进一步采取治疗措施。具体可再采用内分泌治疗或外放射治疗，都是有明确疗效的。

手术后PSA降到很低，但1年后，发现PSA持续升高，该怎么办？是肿瘤复发了吗？

如前文所述，前列腺癌根治术后，PSA通常会在3周左右降至痕量水平。如果在1年内发现PSA异常升高，则考虑远处转移的可能超过80%，这可能是术前就已存在微小的转移灶，但目前的检测手段难以检测到，术后转移灶逐渐长大，出现PSA升高。具体要看患者PSA升高的具体数值，根据数值判断是生化复发还是临床复发，如果是临床复发，应接受内分泌治疗，否则可严密随访。

前列腺癌根治术后，PSA在正常范围，但医生说不理想，是怎么回事？

PSA在用作筛查前列腺癌发生可能时，其正常范围通常在0~4ng/ml。但是前列腺癌患者经过前列腺癌根治术后，前列腺被切除，由前列腺癌细胞分泌的PSA理应大幅度减少，故而其随访标准不应当以筛查标准作为基准，术后3周开始PSA指标应该基本测不出。如若患者术后复查的PSA逐渐升高并超过0.2ng/ml时，则应当警惕前列腺癌生化复发的可能，此时，患者应尽量向医生描述自己近期的病情、近期体重变化、是否有食欲不振等，并在医生的指导下完善相关实验室、影像学检查。

前列腺癌根治术后，为何仍需打针吃药？

因为所有手术都是由医生经肉眼直视下进行的一系列人为的操作，且肿瘤的生长方式并不规则，甚至一些小的病灶无法在手术中被医生区分辨认，接受前列腺癌根治术的患者，有肿瘤未能被完整切除的概率。对于这一部分患者，其术后前列腺癌复发、进展，甚至死亡的风险是其他接受手术患者的2.6倍。因此，接受了前列腺根治术的患者，如果术后的大病理结果，出现切缘阳性、淋巴结阳性，或者其他的高危因素，医生会建议术后进行辅助内分泌治疗，也就是我们俗称的打针吃药。

前列腺癌根治术后为何还需做放疗？

如果前列腺癌患者有癌症侵犯到附近的精囊、病理结果显示恶性程度较高、手术后切缘阳性的，以及术后仍然可检测到前列腺特异性抗原（PSA）水平等情况时，其前列腺癌根治术后肿瘤复发风险比其他前列腺癌患者高。而放疗作为治疗前列腺癌的常用辅助治疗手段，尽管其存在着一定的局限性和短期的副作用，但从长远角度来看，也存在很大的潜在作用。另一种情况，当患者术后检测到PSA再次升高或者局部复发时，通过挽救性放疗往往可以降低复发和疾病进展的风险。但值得注意的是，并不是所有患者在接受这样的放疗治疗后都可以延长寿命，因此医生往往会根据患者的实际情况制定相关的诊疗策略。

前列腺癌根治术后，PSA下降到0.01ng/ml，但近几个月来PSA又升高到了0.3ng/ml，该怎么办？

成功的前列腺癌根治术后，患者的血清PSA水平应在2~4周内下降到0ng/ml，并一直维持在这一水平。但是，患者术后发生前列腺癌复发或转移时，不会在PSA不上升的情况下就直接发生临床复发或转移。因此，PSA升高为患者肿瘤局部复发或远处转移前的征兆，它往往在肿瘤复发或远处转移前6~48个月时就开始上升。目前，绝大多数泌尿外科专家认为，测得血清PSA水平连续两次≥0.2ng/ml表明患者的前列腺癌已经复发。如果PSA水平升高至0.3ng/ml，应该引起警惕，下次化验时如果其数值仍然≥0.2ng/ml，就应当去医院就诊，制定下一步治疗方案。

什么叫生化复发？需要马上治疗吗？

前列腺癌根治术后血清PSA水平连续2次≥0.2ng/ml为生化复发。放疗后PSA水平达到最低值后连续3次PSA增高是放疗后前列腺癌生化复发。通常生化复发发展到临床复发需要8年的时间。经医生诊断为生化复发后，再经医生全面评估是否发生临床复发，如临床复发则应判断是局部复发，还是淋巴结转移或远处转移。放射性核素骨扫描检查可用于确定有无骨转移。在肛诊异常需行肿块穿刺病理检查，即使未见异常但有证据表明生化复发的患者中，由于复发肿瘤的体积很小，活检不容易取到肿瘤组织，所以需要多取点组织，可利用超声多普勒检查以提高术后活检的准确性。目前对于生化复发的治疗仍有争议，可供选择的治疗方法有：①观察等待：适用于低危患者（PSA < 10ng/ml，Gleason评分≤6分，临床分期≤T_2a期），PSA生化复发的早期。②挽救性放疗：根治术后患者排除肿瘤的远处转移可给予挽救性放疗。③内分泌治疗：生化复发且有很高的临床广泛转移倾向的患者应尽早给予内分泌治疗。

生化复发了，是否意味着肿瘤复发，还能活多久？

生化复发并不意味着肿瘤复发，对于生化复发需经全面检查与评估来判断是否出现肿瘤复发。生化复发可以简单地认为是前列腺癌根治术后单纯的PSA复发而体内肿瘤无任何进展。前列腺癌患者接受根治术后生化复发率为27%~53%。一些关于前列腺癌根治术后PSA复发研究的10年数据显示，术后PSA无进展率为47%~77%。前列腺癌术后患者10年生化复发率为18%，临床局部复发率为8%，远处转移发生率为9%，总的10年复发率为32%。前列腺癌根治术后生化复发的中位时间变化较大，由不同的病理Gleason分级以及复发的位置决定。总体来说，前列腺癌根治术后从生化复发发展到临床复发平均时间是8年。患者的预期寿命不仅与PSA有关，还与肿瘤的临床分期、肿瘤的病理类型有关，个体之间也存在着差异。

手术后，为什么会难以控制尿液漏出，有办法治疗吗？

前列腺癌根治术是把前列腺切除，再把膀胱和尿道吻合，尿失禁是前列腺癌根治术后常见的并发症，发生率为5%~40%，严重影响患者的生活质量及心理健康。如何提高尿失禁的疗效是较为棘手的问题。其发生的原因主要有以下几个方面。

（1）泌尿系感染：术前有尿路感染未彻底控制；术前有尿潴留或膀胱造瘘未保持无菌引流及预防性应用抗生素不够；术后留置尿管时间与尿路感染呈正相关。

（2）尿道括约肌损伤：前列腺癌患者因为肿瘤侵及等原因，术中不可避免地损伤骨盆底部肌肉、支配膀胱的神经、尿道口的括约肌而导致术后尿失禁的发生。

（3）膀胱功能障碍：包括膀胱逼尿肌不稳定、膀胱收缩力下降、顺应性下降等，这是老年人膀胱功能退化的表现。

（4）年龄：年龄是术后尿失禁的危险因子之一。病理检查提示，随着年龄的增加，尿道外括约肌的张力将逐渐退化。另外，年龄愈大，病程相对愈长，膀胱的不稳定性相对愈重。

盆底肌锻炼（收缩肛门训练）、生物反馈和电刺激、行为治疗是治疗尿失禁的基本方法。

盆底肌锻炼是一种简单易行和有效的方法，可作为轻中度尿失禁初次治疗的首选方法。

生物反馈借助生物反馈治疗仪，监视盆底肌肉的肌电活动，并将肌肉活动的信息转化为听觉和视觉信号反馈给患者，指导患者进行正确的、自主的盆底肌肉训练，并形成条件反射，应用比较广泛。

电刺激的作用是刺激神经和肌肉，通过形成冲动，兴奋交感通路并抑制副交感通路，抑制和降低膀胱收缩能力。因此，生物反馈、电刺激二者结合具有协同作用。

药物治疗主要是针对轻度尿失禁患者。如盐酸米多君，它可使尿道平滑肌收缩和尿道闭合压升高，防止尿液渗漏，改善尿失禁症状。

目前常用的外科治疗方法有人工尿道括约肌植入术、尿道瓣膜下注射和球部尿道海绵体悬吊术等。人工括约肌安置尿控可靠，有效率高，但价格昂贵，术后并发症较多，发生率可达30%以上。经尿道注射疗法简便、微创，但疗效不可靠，特别是远期疗效差，易复发。球部尿道悬吊术是一种简单且经济的方法，可增加尿道压力和盆底支持力，达到治疗尿失禁的目的，但手术同样可以带来一些并发症。

前列腺癌根治术后，如何早日恢复尿控功能？

前列腺癌根治术后尿失禁较常见，男性后尿道与尿控的关系密切，其中从膀胱颈部至尿道膜部间的尿道称为控尿尿道，包括近端尿道（如膀胱颈、近端前列腺部尿道）、尿道支持结构（如肛提肌、尿道周围组织）、远端尿道括约肌及神经支配等，常规前列腺癌根治术膀胱颈部及部分前列尖部尿道切除，会造成控尿结构损伤，从而导致术后尿失禁的发生。但多数在术后6个月内好转，大部分在1年内可恢复或部分恢复。目前认为在围手术期进行规范的盆底肌功能锻炼和采用度洛西汀药物治疗可以有效改善前列腺癌根治术后尿失禁症状，另外还可用外收集器（如阴茎套、集尿器）、外控制器（阴茎夹、阴茎袖带）等方法暂时缓解尿失禁。

前列腺癌根治术后盆底肌功能锻炼有助于改善患者控尿能力，这一观点在临床上已得到广泛认可。本院采取以下盆底肌功能锻炼方法取得了良好效果：患者可选择平卧位、站位、坐位时进行，吸气时尽力收缩提起肛门维持10秒，呼气时放松休息5秒，应避免腹部吸气加压和腿部及臀部肌肉的参与。以上动作反复练习20~30分钟/次，3次/天，连续4周，根据患者控尿恢复的情况可适当延长治疗周期。RP术后患者需经专业医护人员指导训练，保证训练方法得当，可以通过直肠指检的方法对患者是否正确掌握该锻炼的方法进行评估。盆底肌功能锻炼可使盆底肌肉收缩力量和张力增强，从而为膀胱、尿道提供结构支撑，同时可以增强尿道括约肌的力量。因行RP术的患者，绝大多数都是老年患者，术后出现尿失禁可能与其盆底肌体积、力量变小，持续尿道压力、支撑膀胱的功能减退有关。有研究表明，RP术前即开始进行盆底肌功能锻炼的患者术后3个月时比术后才开始锻炼的患者尿控效果更好。因此围手术期进行规范的盆底肌功能锻炼对于术后控尿功能的恢复十分有必要。

药物治疗RP术后尿失禁严重者，可辅助应用一些药物进行治疗，如度洛西汀、盐酸米多君以及中医药辅助治疗。度洛西汀是一种血清素/去甲肾上腺素重吸收的抑制剂，可以促进尿道横纹括约肌的活动，并且可以通过刺激Onuf's核来加强阴部神经的兴奋性。盐酸米多君是一种前体药，经酶促水解，代谢为药理学上有活性物质脱甘氨酸米多君，可选择性地刺激外周α肾上腺素能受体，可通过促进尿道横纹括约肌的活动达到控尿效果。有的患者采用中医治疗，但无可靠的证据证实其有效性。目前药物治疗存在一些不良反应，研究比较少，临床应用前需要谨慎。

当然，RP术中手术技巧也是至关重要的。由于RP术后尿失禁与尿道内括约肌功能减弱有关，因此术中尽可能地保留与尿道内括约肌相关的神经可有效预防术后尿失禁的发生，且尿失禁回复也较快。

通过各种康复手段后仍不能恢复尿控怎么办？

对于RP术后出现严重尿失禁或者传统的治疗无效的患者，可通过再次手术或其他手段来治疗尿失禁。

1. 尿道悬吊术

像女性压迫性尿失禁一样可采用尿道悬吊术来治疗尿失禁，RP术后尿失禁的患者多采用尿道球部悬吊术，其术式有多种，最常见的有De Leval和In Vance尿道球部悬吊术，尤其适用于轻中度尿失禁患者，重度尿失禁患者、有放疗及会阴部手术史患者、伴有尿道狭窄、结石患者效果较差，需要谨慎地术前评估。经闭孔尿道球部悬吊术短期是安全、有效的，但有研究发现术后6个月患者控尿功能达到最佳，但12个月后有较多患者发生了尿道狭窄，而且术后还易并发感染、尿道侵蚀、会阴疼痛、耻骨炎、尿潴留、螺丝钉脱落等风险。另外此方法的效果还可能与术者的技巧和经验有一定关系。

2. 人造尿道括约肌植入术

根据2012年欧洲泌尿外科学会（European Association of Urology，EAU）指南，对于RP术后6个月经保守治疗无效的中重度尿失禁的男性患者，人造尿道括约肌植入术被认为是最有效的治疗手段，目前认为是治疗压力性尿失禁的金标准。人造尿道括约肌一般由三部分组成：放置在近端球部尿道周围的吊环、放在阴囊里面的泵及用来装液体球囊。大量研究表明人造尿道括约肌植入术对RP患者远期成功率较高，具有高成功率及高满意度等优点，但存在高并发症风险，如定期更换、尿道萎缩及感染等，并且价格昂贵，应用受到较大限制。但是该术式对于改善RP术后尿失禁患者的控尿功能值得肯定。

3. 干细胞治疗

Mitterberger等报道了利用成肌细胞和成纤维细胞治疗63例前列腺癌根治术后尿失禁患者，该研究认为干细胞治疗能够恢复尿道正常形态学以及尿道括约肌功能，并且不造成下尿道梗阻。Gerullis 等还报道了经尿道注射肌分化细胞治疗 222 例医源性括约肌损伤致尿失禁患者，取得了较好的疗效。但目前对干细胞治疗的研究报道还比较少，其机制还未完全明确，但其研究前景是可观的，希望能取得更好的成果。

不能耐受前列腺癌根治术者还能得到根治性治疗吗？

前列腺癌根治术的范围包括前列腺体及前列腺包膜，以达到消灭体内所有肿瘤组织的目的。手术途径采用会阴部或耻骨后切口，现多采用耻骨后切口。术中可同时探查膀胱底部后方和精囊附近的肿瘤的浸润程度以及盆腔区有无淋巴结转移。一般适合根治性前列腺切除术的患者，仅占全部病例的 5%~10%。近年来随着腹腔镜技术的发展，腹腔镜前列腺癌根治术被广泛应用于临床。但前列腺癌根治术并发症的发生与患者的身体状况密切相关，如果患者有严重的心肺疾病则不能耐受根治性手术。

治疗前列腺癌除用根治性手术外，还可用根治性放疗，所以在患者不能接受手术治疗时，可考虑通过放疗来达到根治性治疗的目的。放射治疗包括外照射和组织间放射性粒子植入，是局限期和局部晚期前列腺癌的根治性治疗手段。前列腺癌根治性放射治疗的适应证：①非转移性局限性前列腺癌。②肉眼或显微镜下肿瘤切除不完全者。③T_3 期前列腺癌的复发率较高，术后应行辅助性放射。④当术前的 Gleason 评分和 PSA 值偏高以及肿瘤侵犯精囊和膀胱颈时均应实施放射治疗。⑤如术后病理发现有局部肿瘤复发或 PSA 值升高时应行放射治疗。根据 PSA 水平、Gleason 评分和 T 分期，可将局限期前列腺癌分成低危（预后好）、中危（预后中等）和高危（预后不良）三组。对于低危患者，外照射、放射性粒子植入和手术疗效相同。对于中危患者，外照射和手术效果相当，而单纯放射性粒子植入效果较差，应用时需合并外照射。对于高危和 $T_3 - T_4$ 期患者，应选择外照射加激素治疗，而不是手术治疗。临床上，前列腺癌根治术后，如果患者手术切缘阳性、前列腺包膜外受侵或精囊腺受侵，应予以术后放疗。对所有高危患者应给予内分泌治疗。

放射治疗是怎么回事?

1. 放射治疗的含义及优势

放射治疗简称放疗,是利用电离射线照射病变区域的治疗手段,经常用于恶性肿瘤,偶尔也用于良性疾病。放疗技术分为两类,一种是远距离放疗,主要利用加速器发出的X射线、电子线、质子束和重离子束从体外聚焦肿瘤,实施照射;如没有特殊说明,一般指X射线放疗。另一种技术是近距离放疗,即把小型放射源(铱、钴、碘等)直接或经施源器植入体内病变处,由放射源发射出的电离射线杀伤肿瘤。

放疗的优势:放疗利用电离射线照射病变区域,治疗技术相对外科更为简单,也不受药物作用等各种因素的影响,因而更为便捷有效。远距离放疗临床应用最为广泛,实施治疗时患者没有感觉,无需麻醉。

2. 前列腺癌的放射生物学特点

前列腺癌是惰性较高的肿瘤,一般而言增殖缓慢,这种特点导致单次较大剂量放疗会提高疗效。总体而言,前列腺癌属于放疗中度敏感的肿瘤,但个体差异性也广泛存在,其原因包括乏氧及血供、凋亡及细胞周期调控、癌基因和抑癌基因改变、浸润及转移特性等生物学因素。

3. 放疗适用患者

(1)病变外侵精囊、直肠等患者,可实施术后放疗或根治性放疗。

(2)高龄、不能承受手术治疗者,放疗可获得良好疗效。

(3)发生转移者,如骨转移导致的局部疼痛、脊髓压迫征,脑转移等。

4. 放疗采用的技术

(1)远距离放疗:主要是指高度适形的调强放疗,照射的靶区依据肿瘤的轮廓设计,能够较好地保证正常组织。一般于6周内完成治疗。近年来逐步开展立体定向放疗,是指单次大剂量照射,1周完成治疗。

(2)近距离放疗技术:是指放射性粒子植入,是一种将放射源植入肿瘤内部,让其摧毁肿瘤的治疗手段。被植入的粒子是一种被称为碘125的物质，射线强度在粒子中心最强，随着距离的增加而减弱，又因为不受器官运动的影响，因此可最大限度地降低对正常组织的损伤。

（3）影像引导技术：是远距离放疗中的一个关键技术，即每日通过CT、超声等影像技术定位或追踪肿瘤靶区，可提高治疗的精确性及肿瘤控制率，降低副作用。

前列腺癌的放射治疗有哪些方法？

在前列腺癌的放射治疗中，主要方式包括体外照射、适形放疗、体外照射和内分泌综合治疗、组织间插植放疗、辅助性放疗和姑息性放疗。

（1）外照射法：外放射治疗就是将放射源与患者身体保持一定距离进行照射，射线从患者体表穿透进入体内一定深度，达到治疗肿瘤的目的，这一种用途最广也最主要。强有力的、可控放射源的发展与推广，促进了对前列腺癌外照射治疗的研究。如前列腺癌患者年龄较轻，且前列腺癌为多病灶、分化差的肿瘤，大多数采用外照射法。T_3期为外照射法的适应证。

（2）内照射法：内放射治疗就是将放射源粒子种植在前列腺内进行照射治疗。主要适用于伴淋巴管、精囊早期浸润的肿瘤患者。

（3）外照射与内照射联合放疗：单纯应用植入性内照射放疗，如局部剂量过高对周围正常组织损伤严重，因而采用内、外照射联合放疗。

（4）姑息性放疗：由于前列腺癌患者常常发生骨转移和骨痛，应用外照射低剂量疗法，可有效地缓解疼痛症状。

放射性粒子植入的内照射治疗是怎么回事？效果怎样？

内放射治疗就是将放射源密封置于肿瘤内或肿瘤表面，如放入人体的天然腔内或组织内进行照射，可以采用永久粒子种植治疗和短暂插植治疗。将放射粒子植入前列腺内，可提高前列腺的局部剂量，而减少对周围脏器的放射剂量。前列腺癌内放射治疗技术包括三个步骤：治疗计划，粒子植入和术后剂量计算与评估。目前最常用于永久性粒子植入的放射性核素为碘125和钯103，经直肠超声引导下经会阴植入。根据CT或超声，确定粒子的精确位置，然后获得图像，计算并准确评价前列腺和周围组织的剂量。精确粒子植入组织间照射技术使靶区得到高剂量照射而正常组织剂量少。有研究报道，T_1、T_{2a} 和 T_{2b}、T_{1c} 患者的5年无PSA复发生存率分别为94%、70%和34%。内放射治疗疗效肯定，创伤小，尤其适合于不能耐受前列腺癌根治术的高龄前列腺癌患者。

前列腺癌放疗的近期并发症主要为直肠和泌尿道毒副作用，远期并发症有直肠和膀胱毒性，包括直肠出血、前列腺炎、直肠或肛门狭窄、放射性膀胱炎、尿道狭窄、膀胱挛缩等，尿道狭窄主要发生在经尿道前列腺切除后的患者。部分患者放疗后出现性功能障碍，尤其是近距离插植放疗，但通常西地那非（伟哥）对其有效。

植入的放射性粒子会对身边的亲人会造成影响吗？

在前列腺中植入的放射性粒子其处方剂量所覆盖的范围应该包括前列腺及其周围3~8mm的范围。肿瘤细胞因为基因不稳定，对放射线比较敏感，而且受到伤害后而死亡。所以，放射线治疗最主要就是利用肿瘤细胞与正常细胞两者的差异，达到治疗肿瘤却又不过度伤害正常组织的目的。例如碘125粒子源是一种微型放射源，效放射半径为1.0cm。在体内有效作用时间为120天。因此它不会对身边的亲人造成影响。如果放射粒子外逸或丢失则会对他人产生影响。

哪些患者才适合进行放射性粒子的植入放疗？

根据美国近距离照射治疗协会的标准，同时符合以下3个条件的可接受单纯的内放射治疗：①临床分期为T1–T2a期；②Gleason分级为2~6；③PSA<10ng/ml。

符合以下任一条的可采用内放射治疗联合外放射治疗：①临床分期为 T_{2b}、T_{2c} 期；②Gleason 分级为 8~10；③PSA>20ng/ml；④周围神经受侵；⑤多点活检病理结果阳性；⑥双侧活检病理结果阳性；⑦核磁共振检查前列腺包膜外侵犯。

为何切除睾丸能治疗前列腺癌？

很多患者在诊断为前列腺癌后，医生往往会建议行睾丸切除术，而不是切除癌变的前列腺。这是因为前列腺癌的生长对雄激素有依赖性，因此在切除睾丸后前列腺癌细胞在无雄激素的状况下发生凋亡甚至死亡，起到减小癌肿和缓解症状的作用而达到治疗的目的。另一方面是有些患者前列腺切除已无意义或者不能耐受前列腺切除手术，而睾丸切除术操作简单，对患者打击小，非常适合高龄前列腺癌患者。此外，睾丸切除术相比打针戈舍瑞林（诺雷德）、注射用醋酸曲普瑞林（达菲林）、注射用醋酸亮丙瑞林微球（抑那通）更为经济，也是医生推荐的原因之一。

打针是否可以代替睾丸切除？

戈舍瑞林、注射用醋酸亮丙瑞林微球、注射用醋酸曲普瑞林三种药物都是促黄体生成素释放激素（LHRH）的类似物。LHRH 类似物通过影响下丘脑–垂体–性腺轴的活动来降低血清睾酮的浓度，垂体分泌黄体生成素（LH）和尿促卵泡素（FSH）通常受控于来自下丘脑的 LHRH 的释放，LH 刺激睾丸产生睾酮，睾酮与前列腺癌有相当密切的关系，睾丸切除术用于治疗前列腺癌，已经取得了满意效果。LHRH 类似物可以模拟内源性 LHRH 的作用，但生物效应远远强于内源性 LHRH，应用 LHRH 类似物后，血清 LH 可暂时升高，睾丸分泌睾酮也随之增加，但很快 LH 降至极低水平，导致睾丸分泌睾酮也降至很低的水平，从而达到抑制前列腺癌的目的。LHRH 类似物可以单独应用或与抗雄激素联合应用（雄激素全阻断疗法），疗效各家报告不同，认为在客观缓解率、总生存率和病情出现进展的时间上两者无统计学上的差异。这类药物能够明显降低血睾酮、血PSA值，同时前列腺癌缩小甚至消失，前列腺体积明显缩小，疗效明显。以上药物注射3~4周后可达到手术切除睾丸的效果，但仍有10%的患者不能达到手术切除睾丸的疗效。大量数据证明两种去势方法在疗效上基本相似。

切睾丸和打针哪种方法更好，各有什么优缺点？

切除睾丸手术相对较为简单且并发症少，而且随着睾丸的切除，体内雄激素水平会迅速下降而达到治疗的目的。相比打针，睾丸切除的花费更少，效果也较确切。但睾丸切除会给患者带来心理上打击，而且年轻患者会因为睾丸的切除而丧失性生活的能力。药物去势可能会导致睾酮一过性升高，会使患者症状加重，尤其因骨转移导致脊髓压迫的患者应慎用，而且打针价格昂贵，不能广泛使用。但相比手术去势，其优点有：可逆、心理和生理的微创性、可长期或间歇应用、明显提高患者的生活质量。

睾丸切除手术后为何医生还要建议口服抗雄激素药物？

人体血清中的雄激素有90%来源于睾丸，10%来源于肾上腺，切除睾丸即去除了人体血清中绝大部分的雄激素。但是肾上腺仍能合成睾酮，因此医生还会建议口服抗雄激素药物来阻断肾上腺分泌雄激素。这样才能彻底阻断雄激素的生理作用而达到治疗目的。

决定采用打针治疗，但医生建议要先服药几天后才能打针，为什么？

因为药物去势可能会导致睾酮一过性升高，因此，对于排尿困难症状严重、骨痛明显或截瘫的患者不适用，因为它会引起症状加重。因此在打针前2周或者当日开始，医生会建议你口服抗雄药物至打针后2周，以对抗睾酮一过性升高所导致的病情加重。

什么是MAB治疗？

MAB就是最大限度雄激素阻断治疗，即同时去除或阻断睾丸来源和肾上腺来源的雄激素。常用方法有手术或药物去势加上抗雄药物治疗。大量的临床资料证实，对晚期前列腺癌的患者进行全雄激素阻断治疗，比单纯手术切除睾丸或药物去势效果更好。抗雄激素药物有类固醇和非类固醇两类，类固醇类的抗雄激素药物有激素黄体酮样作用，副作用较大，目前临床较少使用；非类固醇类抗雄激素药物没有黄体酮样作用，副作用较小，目前被临床广泛应用，代表药物如氟他胺，是抗雄激素治疗的一线用药，并被纳入医保用药。氟他胺常见副作用有乳房疼痛、男性乳房女性化等。对肝脏功能有一定影响，大多数患者可以耐受，用药时应注意监测肝功能。

单独应用睾丸切除或单独服用抗雄激素药物，是否也可以达到治疗效果？

单独应用睾丸切除或单独服用抗雄激素药物也能使肿瘤体积缩小，进而提高生存率。但是最大限度雄激素阻断治疗相比单纯去势可延长总生存期3~6个月，平均5年生存率可提高2.9%，可使死亡风险降低20%。而单独应用抗雄激素药物治疗，因为相对较多的副作用以及相对较差的疗效，现在已被绝大多数学者抛弃，被全雄阻断所代替。

睾丸切除后服用氟他氨，现在很稳定，可以逐渐把氟他氨减量吗？

氟他胺的应用方法是250mg，每日3次，它是通过阻断雄激素与受体结合而发挥作用的。该代谢物约3小时达血浓度高峰，消除相半衰期约12小时。因此要发挥该药物的作用就必须保持体内一定的药物浓度水平，也就不能随意减少药物服用的剂量。如果符合停药的指征就干脆全部停掉，否则就要全剂量服用，一般不建议减量或半量服用。

采用打针加口服氟他氨治疗已经9个月了，近几次复查PSA都稳定在0.02左右，医生建议患者停药观察，这是否会导致前功尽弃？

首先你的担心是不必要的，医生给你制定的可能是间歇性内分泌治疗，就是根据PSA水平来实施抗雄治疗方案。当口服氟他氨治疗PSA都稳定在0.02左右达3~6个月以上，部分患者可以停用药物。

什么是间歇内分泌治疗？有什么好处？

间歇性内分泌治疗就是采用MAB或药物去势（打针）治疗，当PSA ≤ 0.2ng/ml，持续3~6个月后即可停止治疗。当PSA大于4 ng/ml则开始新一轮的治疗。该方案的优点：提高患者生活质量，减少药物带来的副作用，尽可能延长抗雄治疗有效的时间，降低治疗成本，在停止治疗期间患者可获得性生活等。

所有进行前列腺癌内分泌治疗的患者都可以接受间歇治疗吗？

因为该治疗方案在治疗间歇期病灶会有进展的可能，因此并不是所有患者都适合这种治疗方案。它的适应证：局限性前列腺癌，无法行根治手术或放疗，局部晚期患者，转移前列腺癌，根治后病理切缘阳性，根治术后复发者；尤其适合于局限性病灶及经过治疗局部复发者。

近来有研究提出，对于已经发生骨转移的患者以及那些所谓的高危前列腺癌患者，不适于间歇性治疗。

另外，间歇期间存在疾病进展的风险。

内分泌治疗的间歇期，复查PSA生高，是否需要马上再开始用药？

患者在内分泌治疗的间歇期，要严密检测PSA的变化，需每1~3个月复查PSA，停药后，PSA往往会逐渐升高，当PSA升高超过4 ng/ml则开始新一轮的治疗。如果PSA升高不超过4ng/ml，可暂不需服药，但要严密观察PSA。当然如果偶尔一次PSA升高超过4ng/ml，需进行复查，且排除影响PSA升高的因素，如泌尿系感染等。

接受内分泌治疗，该多久去医院复查1次？要查哪些项目？

患者在接受内分泌治疗后应每3个月复查PSA，如果服用药物治疗的应注意复查肝功能情况，在服药的前3个月每月复查1次肝功，以后每3~6个月复查1次。当PSA持续升高或者出现骨痛症状时，则需行骨扫描。如果出现其他不适，需根据病情行B超或胸片检查。如果患者病情进展较快，则需缩短随访时间。

长期进行内分泌治疗，对身体有何影响？

雄激素具有促进新陈代谢和维持人体活力、性欲和阴茎勃起功能的作用。内分泌治疗后，体内雄激素急剧减少或者作用被阻断，人体会出现不同程度的乏力、食欲不振、容易疲劳、容易出汗甚至皮肤潮红等像女性围绝经期综合征一样的情况，随着治疗时间的延长，这些表现会逐渐减轻或消失。性欲丧失和阳痿是内分泌治疗不可避免的并发症。如果是用药物去势，停药3个月到半年，一般可以恢复，但外科手术去势后阳痿不能恢复。骨量减少和骨质疏松在前列腺癌患者中很常见，雄激素阻断治疗的患者骨矿物质密度进一步减少。雄激素阻断治疗第一年，骨矿物质密度以3%~5%的速度流失，骨质疏松症性骨折的发生率明显增加。

在接受内分泌治疗时经常出现阵阵脸红发热、出汗是怎么回事，应怎么办？

患者在接受内分泌治疗的一段时间内可有阵发性脸红，初为面、颈、胸部温暖感，继而转为潮红，发作时间持续不等，情绪激动或餐后易出现，有时伴出汗畏寒、烦躁不安、抑郁及忧虑等，严重者可影响睡眠。这些精神和自主性神经功能为主的症状群，主要是由于内分泌治疗阻断雄激素的生理作用引起的。随着治疗时间的延长，这些症状可逐渐减轻或消失，不需处理。如果症状较重，且伴有其他不良反应，应及时就诊，可换用其他药物治疗。

出现不良反应，要立即停药吗？

内分泌治疗可限制和延缓肿瘤的生长发展，缩小肿瘤体积，缓解患者症状，同时内分泌治疗也可作为根治性切除术或放疗的辅助治疗，可提高疗效、改善患者生存质量和推延疾病进展转移的时间。常用内分泌治疗药物主要有以下几种。

（1）非甾体类抗雄激素药物（如氟他胺）：是目前前列腺癌内分泌治疗的最常用药。该药能阻断雄激素受体对前列腺癌细胞的促进生长作用，自身没有激素活性，对心血管无影响，并可保持性功能。这些药物引起的不良反应主要有：男性乳房女性化，乳房触痛，有时伴有溢乳；腹泻、恶心、呕吐、食欲增加、失眠和疲劳；肝功能的损害。这些不良反应症状较轻时在服用药物时间延长时可逐渐减退或消失，症状较重者可以通过减少药物剂量而得到改善。如果出现严重不良反应则需停药，一般情况下在停药后这些症状都可消失。

（2）促黄体生成素释放激素（LHRH）类似物（如注射用醋酸曲普瑞林）：可达到药物去势的效果。应用该药最初2周内会引起体内雄激素一过性升高，可导致患者病情短期内加重，故该药使用前必须先应用雄激素受体阻断剂氟他胺。这类药物的不良反应有：可能出现间质性肺炎（<0.1%），应密切观察患者的状态来决定处理方案；可能出现过敏样症状（<0.1%），故应仔细问诊，用药后要密切观察，必要时停药；可能引发或加重糖尿病症状，如果发生这类状况应采取适当的措施，如加用降糖药物；前列腺癌患者中已有报告因使用本品引起脑梗死、静脉血栓症及肺栓塞症。在用这类药物的第一个月需慎重给药并密切观察，而且如有此类症状发生时，应给予适应的治疗甚至停药。

内分泌治疗会一直有效吗？

首先肯定的是内分泌治疗不会一直有效的。对于前列腺癌采取内分泌治疗就是阻断雄激素的生理作用而达到治疗作用。当持续内分泌治疗后一段时间前列腺癌细胞就会对雄激素不敏感，所以仍采用内分泌治疗就不会达到治疗效果。大多数患者起初都对内分泌治疗有效，但经过中位时间18~30个月几乎所有患者都将逐渐发展为内分泌治疗无效。

患者睾丸切除后一直吃氟他氨，现在发现PSA升高到手术前的水平，医嘱停服氟他氨，但患者很害怕，可以停吗？如果换用其他药物能有效吗？

如果在采取内分泌治疗后PSA升高到手术前的水平，可能发展到内分泌治疗无效即激素非依赖性前列腺癌的一个早期状态。这时候所服用的药物不但不能阻断雄激素受体的功能，甚至可能会变成一个雄激素受体的激动剂，也就是说这个药物可能已经从治疗作用变成对肿瘤的促进作用，这时候停用药物可能会使肿瘤停止进展，甚至PSA会降到较低的水平，但这个阶段不会持续太久，很快就会发生PSA的再次升高，这有一个名词叫作"抗雄激素撤除综合征"。这时候，如果停药后PSA再次升高，可换用其他抗雄药物，可能再次控制病情，这就是所谓的二线内分泌治疗。一般来讲，疾病进展到这一步，距离激素非依赖的阶段已经不远了。

患者服用氟他胺已经无效，医生换用比鲁卡胺，是否说明比鲁卡胺比氟他氨好，那么，一开始服用比鲁卡胺不是更好吗？

这不是说这两种药物到底哪个更好，其实，这两种药物疗效基本相似。当口服氟他胺无效时，替换其他药物（如比鲁卡胺）治疗可能会产生一定的疗效，这并不是说明比鲁卡胺比氟他胺更好，换用其他药物比如雌激素可能也有效。同样如果一开始口服比鲁卡胺，到了一段时间后也会无效，当无效时医生也可能会让你再更换氟他胺。这就是所谓的抗雄药物互为二线内分泌治疗。

什么叫激素非依赖性前列腺癌？

前列腺癌的发展依靠雄激素的支持，所以对前列腺癌患者可以采用抗雄激素治疗。经过抗雄激素治疗一段时间后，几乎所有患者都会发展到前列腺癌对雄激素不敏感阶段，就是采用原方案的抗雄激素内分泌治疗无效，这种情况就是雄激素非依赖性前列腺癌，但它仍对二线的内分泌治疗有效。如果对二线内分泌治疗无效或二线内分泌治疗过程中仍有进展称为激素难治性前列腺癌。

如何判断是否已进入激素非依赖性前列腺癌这一阶段？

患者在接受内分泌治疗过程中，PSA持续升高或伴有骨转移、局部病灶进展等，即对当前的内分泌治疗无效时可判断患者进入激素非依赖性前列腺癌这一阶段。当同时符合以下4个条件则属于激素难治性前列腺癌：①血清睾酮<50ng/dl；②间隔2周连续3次PSA升高；③停止内分泌治疗4周以上；④二线内分泌治疗期间PSA仍有进展。

如何延长激素治疗的有效期？

对于适合间歇性内分泌治疗的患者采用该方案后，前列腺癌细胞可间歇得到雄激素的支持而延长其对激素的敏感性，所以可以延长抗雄激素内分泌治疗的疗程。当发展到激素非依赖性前列腺癌阶段，采用停药内分泌治疗时前列腺癌细胞在恢复雄激素支持时也可恢复其雄激素依赖的生理特性，可能会对二线内分泌治疗有效。但几乎所有患者都会发展到对抗雄激素内分泌治疗无效阶段。

已经被诊断为激素非依赖性前列腺癌，该怎么办？

当诊断为激素非依赖性前列腺癌时，需要对患者进行全面的检查以评估其目前的病情，如骨扫描、前列腺CT检查等。目前患者可选用的治疗方案如下。

（1）去势治疗：采用药物去势或行手术切除睾丸，保持激素水平处于去势水平十分重要。

（2）二线内分泌治疗：①对于只采用去势治疗的患者，加用抗雄药物治疗；②对于采用联合抗雄激素治疗的患者，停药抗雄药物治疗；③抗雄激素治疗药物互换治疗；④采用对肾上腺雄激素抑制的药物，如酮康唑、泼尼松、地塞米松等；⑤低剂量的雌激素药物，如雌二醇、甲地孕酮等；⑥采用化疗。

晚期前列腺癌采用化疗是否有效？

在过去的很长一段时间内，前列腺癌一直被认为是一种对化疗不敏感的恶性肿瘤。1988~1992年，先后曾有26种化疗药物被用于前列腺癌的单药化疗，但总体反应率仅8.7%，中位生存期为10~12个月，疗效不佳；而化疗所带来的诸多不良反应，使化疗一度被冷落。但最近研究发现，如米托蒽醌、多烯紫杉醇、雌二醇氮芥等药物对前列腺癌有一定的疗效。因此，化疗也是晚期前列腺癌患者可供选择的治疗方案之一。

什么药物效果较好？有哪些副作用？

目前常有的化疗方案有以下4种。

（1）以多烯紫杉醇为基础的化疗方案，该药物的副作用有以下10种。①过敏反应：发生率为39%，其中严重过敏反应发生率为2%。多数为1型变态反应，表现为支气管痉挛性呼吸困难、荨麻疹和低血压。几乎所有的反应发生在用药后最初的10分钟。②骨髓抑制：为主要剂量限制性毒性，表现为中性粒细胞减少，血小板降低少见，一般发生在用药后8~10日。严重中性粒细胞发生率为47%，严重的血小板降低发生率为5%。③贫血：较常见。④神经毒性：周围神经病变发生率为62%，最常见的表现为轻度麻木和感觉异常，严重的神经毒性发生率为6%。⑤心血管毒性：可有低血压和无症状的短时间心动过缓。⑥肌肉关节疼痛：发生率为55%，发生于四肢关节，发生率和严重程度呈剂量依赖性。⑦胃肠道反应：恶心、呕吐，腹泻和黏膜炎发生率分别为59%、43%和39%，一般为轻、中度。肝脏毒性：为ALT、AST和AKP升高。⑨脱发：发生率为80%。⑩局部反应：输注药物的静脉和药物外渗局部的炎症。

（2）以米托蒽醌为基础的化疗方案，该药物的副作用有：①骨髓抑制，引起白细胞和血小板减少，此为剂量限制性毒性。②少数患者可能有心悸、期前收缩及心电图异常。③可有恶心、呕吐、食欲减退、腹泻等消化道反应。④偶见乏力、脱发、皮疹、口腔炎等。

（3）其他可选择的治疗方案有：雌二醇氮芥＋长春碱。

（4）雌二醇氮芥＋VP–16。

患前列腺癌已3年，近来常感背痛明显，是否要到医院检查？

如果已患有前列腺癌3年，近来常感背痛明显，应及时到医院检查。一般情况下医生会安排患者行骨扫描检查以判断是否有骨转移的发生。如果发现骨转移后经过及时的治疗可明显缓解症状、延长患者的寿命；可预防和降低骨相关事件的发生，如骨折、脊髓压迫等。如果临床检查未发现骨转移也可应用药物治疗来预防骨转移的发生，如双磷酸盐是预防和治疗骨转移发生的首选方法。

前列腺癌骨转移是否都需要马上治疗？

前列腺癌是最易发生骨转移的恶性肿瘤，超过80％的前列腺癌患者会发生骨转移。骨转移病灶可见于髂骨、椎体、肋骨、颅骨和长骨近端等，大多发生在骨骼中轴线血运丰富的部位。最常见也是最早的前列腺癌骨转移临床表现是骨骼疼痛。持续的钝痛，常常影响患者的食欲及日常的生活节奏，以致患者日渐消瘦，痛苦不堪。其次，由于骨头一点一点地被肿瘤细胞"吃掉"，转移的骨骼很容易发生病理性骨折。如果肿瘤细胞侵犯了患者脊柱椎体的话，那么椎体塌陷将引起脊髓受压迫的症状，这会使治疗更加棘手。对于前列腺癌骨转移应及时给予治疗，治疗的目的主要是缓解骨痛、预防和降低骨相关事件的发生、提高生活质量、提高生存率。

前列腺骨转移骨痛难忍，内分泌治疗无效，怎么办？

前列腺癌骨转移的治疗方案如下。

（1）双磷酸盐：是目前预防和治疗骨转移发生的首选方法。

（2）放射治疗：前列腺癌患者发生多处骨转移的机会较高，因此外放射治疗的范围和剂量越大，副作用越大，一般采用放射性核素治疗，如锶89。

（3）镇痛药物治疗：镇痛药物治疗必须按照世界卫生组织（WHO）的疼痛治疗指南，从非阿片类药物到弱阿片类药物，再到强阿片类药物，甚至适当的辅助治疗（神经抑制剂、手术等）。

医生建议患者参加临床研究是把患者当成小白鼠吗？

在大型的研究型医院里，临床医生通常会筛选符合条件的合适患者参加临床研究，但很多患者的第一反应就是做临床研究，医生是不是想拿我做实验？我可不是小白鼠。其实不然，相反，临床研究就是最好的治疗。

那么临床研究到底是什么，真的是拿患者做研究么？难道医生如此无情把患者当作实验室的小白鼠了么？当然不是，其实所有临床研究项目开展都是需要经过伦理委员会和经济小组的审核，他们的主要职责就是保障参加临床研究患者的权益。参加临床研究的患者们有权知道所要进行的治疗方案的详细细节，包括患者们的获益及风险，患者有权在中间任何时间提出退出。通常临床研究的用药和方案都是比目前国内有的标准治疗要更新更好，部分临床研究患者还能免费用药和免费检查。另外临床研究的患者有专门的临床研究医生和临床研究护士进行随访，将会比常规的患者有更细致检查及随诊。

临床研究分为1~4期，所有市面上能买到的药物全部都要经过这4期临床研究对其疗效和不良反应进行审核，参加临床研究的患者能提前用到还未上市可能有很好疗效的新药。

1期临床研究是新药首次在人体上进行临床药理学及人体安全性评价试验。观察人体对于新药的耐受程度和药代动力学，为制定给药方案提供依据。因此进行1期临床研究的患者通常是多线常规治疗失败，目前已经无药可用，或者目前的药物疗效也不见得比新药好的患者，这是无奈的选择，但对患者来说至少是多了一个选择，多了一次机会。

2期临床研究是治疗作用初步评价阶段，为3期临床研究做准备。

3期临床研究使用的是很可能要上市的药物。临床研究是进一步验证药物对目标适应证患者的治疗作用和安全性，评价利益与风险关系，最终为药物上市获批提供充分的依据。

4期临床研究使用的是已经上市的药物。新药上市后由申请人自主进行的应用研究阶段。其目的是考察在广泛使用条件下的药物的疗效和不良反应；评价在普通或者特殊人群中使用的利益与风险关系；改进给药剂量等。

总而言之，临床研究是在充分保障患者权益的情况下，在人身上进行的研究，评估新的药物、新的治疗模式是否更好。医学的进步离不开参与临床研究的患者们，因为他们的参与和奉献，人类才能不断战胜病魔，我们的子孙后代才能得到幸福。

预防保健篇

前列腺癌能预防吗?

前面病因篇已经对前列腺癌的病因做了详细阐述,大家可以发现,除了种族和家族这些因素人们无能为力外,对于其他因素,人们可以通过建立科学的饮食习惯以及健康的生活方式达到预防前列腺癌的目的。避免危险因素的暴露,增加积极因素的影响是一个可行的方法。

首先要尽可能避免危险因素,最明显的例子就是戒烟对肺癌的影响,同样,预防前列腺癌,要尽可能避免动物脂肪的摄入,可有效降低前列腺癌的发生。尤其是红肉的摄入,要适当限制。反过来,对于前面所述那些积极的因素,如果能够适当注意,也能取得积极的效果,比如增加食物中维生素D和胡萝卜素的摄入,适当增加谷类坚果等的摄入以增加硒等微量元素的摄入。中老年男性根据个人情况保持适度的性生活,经常参加户外活动等,保持积极的生活方式,可有效降低前列腺癌的发病率。前列腺癌是激素依赖性的肿瘤,雄激素在前列腺癌的发病过程中起着十分重要的作用,太监没有前列腺癌就是明证。非那雄安可阻断前列腺组织内睾酮向活性更强的双氢睾酮的转变,因此可有效降低前列腺内双氢睾酮的含量,而双氢睾酮是前列腺生长必需依赖的激素,因此非那雄安可抑制前列腺细胞的生长,有资料已经证实,非那雄安在某种程度上有预防前列腺癌的作用。

另外,通过PSA的筛查、肛诊以及超声检查,提高早期前列腺癌的检出率,是更为重要的也是更为积极的方法,因为早期发现的肿瘤,治愈的概率远大于晚期肿瘤。

适度的体育锻炼，可保持内分泌稳定，调节免疫功能，从而降低前列腺癌发病的危险性。

确诊前列腺癌后，该怎么办？

一旦确诊前列腺癌，要积极配合医生的治疗，选择最适合于自己的治疗方式，在积极治疗的同时，一定要注意病情的变化，进行严格科学的随访。切不可忽视随访在前列腺癌治疗中的作用，因为前列腺癌是一个进展性的疾病，在进行内分泌治疗的中晚期患者，内分泌治疗总有失效的一天，要及时调整治疗方案。有不少患者在接受手术切除睾丸后，一直自行服用氟他胺，从不到医院复查，自以为一直按时服药就万事大吉了，一直到出现骨痛才发现疾病已经进展到终末期。即便是接受了前列腺癌根治的早期患者，仍存在复发的可能，而且，定期检查随访也是监测手术效果的重要手段。

及时调整心态，不要慌张，更不要自暴自弃。因为前列腺癌的特点之一就是"懒"，而且治疗效果相对较好，积极配合医生的治疗，保持良好的心态及生活状态十分重要。

调整饮食及生活方式，改掉生活中的不良习惯，选择适合自己的运动方式，增强体质，提高对各种治疗的耐受力。

前列腺癌患者，饮食上应注意哪些问题？

前列腺癌患者，应尽量减少动物脂肪的摄入。对于中晚期的癌症患者，由于癌是属于消耗性疾病，患者普遍存在营养不足或营养不良的问题，因此，增进食欲，加强营养，对肿瘤患者的康复十分重要。尤其注意饮食的均衡，不要偏食，让食物多样化，多吃高蛋白，尽量多吃鸡鸭鱼等"白肉"，增加维生素以及硒锌等微量元素的摄入，减少动物脂肪的摄入，多吃新鲜蔬菜水果，不吃陈旧变质或刺激性过强的食物，少吃熏烤、腌泡、油炸以及辛辣食物，远离烟酒，多饮绿茶，主食粗细粮搭配，保持身体营养均衡，这样才能达到提高生活质量、增强身体免疫抗癌能力的目的。

前列腺癌患者应选择哪些适合自己的运动方式？

俗话说，生命在于运动，运动可增强体质，提高患者的抗病能力，因此，即使患了恶性肿瘤，医生也会鼓励患者选择一些适当的体育运动。因为运动不仅可增强患者体质，而且运动本身也可以使人保持积极向上的心态，有利于抗癌。对于前列腺癌，选择什么样的运动合适呢？这要看前列腺癌的特点。前面已讲过，前列腺癌易于往骨内转移，造成骨质的破坏，易于骨折，因此，应避免剧烈运动，以防发生骨折。还要注意控制运动量，适度非常关键，不要让自己产生疲劳感，否则就适得其反了。另外，也要避免长距离的骑自行车，因为骑车可能会造成前列腺充血，甚至炎症，不利于癌的康复。

有学者建议，每天进行半小时的游泳锻炼，对前列腺癌患者来说是一个理想的选择。

前列腺炎

◆ 什么是前列腺增生?

◆ 男人都有前列腺吗?

◆ 正常前列腺的大小是多少?

◆ 前列腺大就一定是前列腺增生吗?

◆ 哪些人容易患前列腺增生?

◆ ……

常识篇

什么是前列腺炎？

前列腺炎是指在病原体和（或）某些非感染因素作用下，患者出现以骨盆区域疼痛或不适、排尿异常等为主要临床表现，同时具有各自独特病因、临床特点和结局的一组疾病。前列腺炎是成年男性的常见病之一，虽然它并不直接威胁生命，但会对患者的生活质量造成严重的影响。任何年龄的成年男性都可能患前列腺炎，尤以50岁以下的青壮年为主。前列腺炎患者可占泌尿外科门诊患者的8%~25%。

前列腺炎分为哪些种类？

1. 传统的分类方法
通过比较初始尿液、中段尿液、前列腺按摩液、前列腺按摩后尿液"四杯"标本中白细胞数量和细菌培养结果，可将前列腺炎划分为：急性细菌性前列腺炎、慢性细菌性前列腺炎、慢性非细菌性前列腺炎、前列腺痛。

2. 新的分类方法
1995年，美国国立卫生研究院根据当时对前列腺炎的基础和临床研究情况，制订了一种新的分类方法。

（1）Ⅰ型：相当于传统分类方法中的急性细菌性前列腺炎。

（2）Ⅱ型：相当于传统分类方法中的慢性细菌性前列腺炎，约占慢性前列腺炎的5%~8%。

（3）Ⅲ型：慢性前列腺炎/慢性骨盆疼痛综合征，相当于传统分类方法中的慢性非细菌性前列腺炎和前列腺痛，是前列腺炎中最常见的类型，约占慢性前列腺炎的90%以上。根据前列腺按摩液/精液/前列腺按摩后尿液常规显微镜检结果，该型又可再分为Ⅲ$_A$（炎症性）和Ⅲ$_B$（非炎症性）2种亚型：Ⅲ$_A$型患者的前列腺按摩液/精液/前列腺按摩后尿液中白细胞数量升高；Ⅲ$_B$型患者的前列腺按摩液/精液/前列腺按摩后尿液中白细胞在正常范围。Ⅲ$_A$和Ⅲ$_B$各占50%左右。

（4）Ⅳ型：无症状性前列腺炎。无主观症状，仅在有关前列腺方面的检查时发现炎症证据。

前列腺液是怎么取出来的？

通过前列腺按摩可以获取前列腺液。前列腺按摩的方法是：检查前患者应排空膀胱。患者可选择侧卧、弯腰或取头低臀高跪于检查床上的体位。检查者做直肠指检，自前列腺两侧向中间沟，自外上向内下方向按摩2~3次，再按摩中间沟1次，将前列腺液挤入尿道，并由尿道口滴出，滴出的前列腺液直接收集前列腺液送检。急性前列腺炎时禁忌按摩。

采集前列腺液时应注意什么？

（1）一次采集标本失败或检测结果阴性而又有临床指征时，可间隔5~7天重新采集标本复查。

（2）疑有前列腺结核、急性前列腺炎、脓肿时应慎重行前列腺按摩。

（3）检测前3天禁止性生活，因为射精后前列腺液较难取出，同时前列腺液内白细胞也有可能增加，造成检查的误差。

（4）按摩前列腺时第一滴前列腺液弃去，留取之后的前列腺液送检。

判断前列腺炎是否治愈为什么需要多次前列腺液检查？

前列腺液检查结果常与前列腺液量之多少、厚薄，有无合并尿道感染或标本污染等情况有关，由于收集到的前列腺液标本一般也就是二三滴，这二三滴的标本也不能完全反映出整个前列腺体的真实情况。由于男性的尿道较长，尿道腔还有一定的容积，按摩时会有不少前列腺液存留于尿道腔。因此按摩的前列腺部位的先后顺序不同，按摩出的前列腺液的炎症表现也不一样，故最初的二三滴液体不能够完全反映出前列腺的全貌，所以在判断前列腺炎的治疗效果时，不能仅从一次的化验结果就作出判断，而应多做几次。一般泌尿科医师认可的痊愈标准为三次或三次以上前列腺液检查均正常。

为什么青壮年易发前列腺炎？

前列腺是男性的主要附属性腺。在青壮年时期，前列腺易发生的疾病主要为急、慢性前列腺炎，究其原因，不外是青壮年时期正是男性性功能旺盛期，性活动频繁，在性兴奋的刺激下易导致前列腺的反复充血，诱发炎症。

其次，青壮年时期也是前列腺分泌最旺盛的时期，为细菌的生长提供了良好的条件。如果不注意个人卫生，机体抵抗力低下或其他部位发生感染，病原体就可进入前列腺，形成急、慢性炎症。

前列腺炎的发病率如何？

前列腺炎是成年男性的常见疾病，有资料显示约有50%的男性在一生中的某个时期会受到前列腺炎的影响。在中国，泌尿外科门诊的患者中，8%~25%为前列腺炎的患者。

慢性前列腺炎会引起前列腺增生吗？

这是一个常被患者误解的问题，很多患者都认为慢性前列腺炎久治不愈会导致前列腺增生。其实从现代研究看，二者并不存在必然关系。

前列腺增生症是男性老年人的常见疾病，其发病机制研究颇多，但病因至今仍未能阐明。目前一致公认老龄和有功能的睾丸是前列腺增生发病的两个重要因素，二者缺一不可。睾丸存在说明有正常的男性激素的分泌，而慢性前列腺炎不会影响睾丸的分泌功能及激素的代谢过程，因此本病不会引起前列腺增生。

确有一些慢性前列腺炎的患者同时发生前列腺肥大，这主要是因为慢性前列腺炎和前列腺增生都为男科常见病。至今仍无任何研究表明慢性前列腺炎的患者比正常人更易患前列腺增生。

慢性前列腺炎会引起前列腺癌吗？

前列腺癌的病因尚不清楚，可能与种族、遗传、食物、环境、性激素等有关。流行病学研究认为发生前列腺癌的先决条件是男性、年龄增加和雄激素刺激三要素。但流行病学的研究又很难重复证明慢性前列腺炎与前列腺癌的发生有必然联系。根据临床上慢性前列腺炎具有青壮年发病率高、不影响睾丸分泌雄激素的功能及激素代谢的特点，我们可以得出这样的结论，慢性前列腺炎不会导致前列腺癌，至少可以肯定地说，目前没有充分证据表明慢性前列腺炎会直接引起前列腺癌。

慢性前列腺炎影响性功能吗？

慢性前列腺炎是否会影响性功能的问题不能一概而论。从理论上来说，由于前列腺炎症的刺激，前列腺局部充血、水肿等，会干扰性活动，事实上不少患者正是为此就诊。然而同时我们该看到，也确有许多患慢性前列腺炎多年的患者性功能丝毫也未受影响。因此，慢性前列腺炎患者不应在精神心理上有任何压力。

慢性前列腺炎患者由于平时有尿急、尿频、尿道灼痛、睾丸痛、小腹及会阴部不适等症状，这些症状会影响患者的性兴趣；在性兴奋前列腺充血时可引起局部疼痛，最剧烈的疼痛常与性欲高潮同时发生或者射精后即刻发生，前列腺痉挛性、疼痛性收缩并导致直肠、睾丸和阴茎头处的疼痛，还易发生早泄。

慢性前列腺炎患者一般并不出现阳痿。我们知道，阴茎的勃起有赖于正常的解剖结构，神经传导和反射，动脉的正常灌注；海绵体血窦的开放和充血，静脉回流的相对减少，以及内分泌——男性激素的调节作用。显然，慢性前列腺炎不会引起生殖器官解剖结构、神经、血管和内分泌的病变，因此，也不会致导致阳痿。但是，由于慢性前列腺炎患者病情迁延，性医学知识匮乏，加之对男子汉形象的自我否定，容易忧心忡忡，产生焦虑的情绪；有些人对射精痛"想"而生畏，害怕炎症精液危害女方，或者接受必须禁欲的错误指导，使得性生活次数减少，性欲下降；久而久之，可能发生继发性阳痿。

应该指出的是，因患慢性前列腺炎而长期中止性生活是很可惜的。患有慢性前列腺炎的患者，对疾病应采取积极求治的态度，尽管该病缺乏特效疗法，但只要采取综合措施，持之以恒，大多能够得到缓解和治愈。至于害怕传染给女方的顾虑，可以通过戴避孕套解决；患前列腺炎需禁欲的观点不妥，因为前列腺长期淤积不利于炎症消退，而应每周有一次排精，也有益于消除性紧张，减少前列腺充血。

总而言之，慢性前列腺炎可能会对性功能产生一定的不利影响，但并不是患了慢性前列腺炎就一定会导致性功能受损。此外，前列腺炎并不是不治之症，是可以完全治愈的。因此，患有慢性前列腺炎的人，应解除不必要的思想顾虑，学习有关的性医学知识，必要时接受心理治疗是非常有益的，有时甚至有决定性意义。

慢性前列腺炎要不要禁欲？

前列腺发生炎症时，前列腺液中有很多的细菌和炎症细胞，如不进行性生活，前列腺液积聚在腺泡内无法排出，细菌不断繁殖，虽然使用有效的抗生素也不会取得满意的效果。而在过性生活时，通过射精动作使前列腺平滑肌收缩，腺液排入尿道，比按摩前列腺起到更好的引流作用。因此，慢性前列腺炎患者应根据自己的年龄和身体情况保持适度的性生活，既不能过于频繁，也不应禁欲，一般保持7~10天一次为宜，未婚的男青年也应该在10天左右排精一次，使前列腺保持正常的新陈代谢，加速炎症的消退。

但是，过度的性生活可造成前列腺的主动或被动充血，前列腺组织过于频繁的功能性收缩，可造成腺组织的损伤并引发炎症。另外由于前列腺液大量排出，使前列腺液中微量元素锌的含量减少，锌一般被认为是前列腺液中抗菌作用的主要成分，锌含量的减少，可使前列腺局部防御能力下降，从而易导致慢性前列腺炎的发生。

慢性前列腺炎会传染吗？

首先要明确你所患的慢性前列腺炎是属于哪一种类型。临床上绝大多数慢性前列腺炎是查不出致病菌的，也就是属于慢性非细菌性前列腺炎，对于这种类型的慢性炎症，是不会传染给女方的，即使是查出有细菌感染，也就是属于非特异性细菌性前列腺炎，由于女方阴道内有较强的抵抗外来细菌感染的能力，因而不必顾虑妻子被传染上。

然而临床上有比例很少的慢性前列腺炎是由于滴虫或霉菌引起，或者是由于淋球菌或支原体、衣原体感染所致，也就是临床上所称的特异性前列腺炎。对于这些感染因素，在发病的早期是有一定传染性的，因而在性生活时有可能将感染菌传染给女方，造成特异性的阴道炎症。目前的现实是由于这些因素导致的前列腺炎的患病率也在不断增加。因此，对于由这些因素所致的慢性前列腺炎，在治疗早期应避免性生活，若怀疑女方已被传染上或女方是传染源时，应夫妻同时服药治疗。再有对于这些致病因素导致的慢性前列腺炎，由于病因明确，并进行有针对性的药物治疗，效果都很理想，病原菌多可杀灭，杀灭后进行性生活，由于病原菌已消失，故不会再被传染。

慢性前列腺炎能否导致不育？

慢性前列腺炎是否会影响生育，目前尚无明确的认识，有些患者前列腺炎症状很重，但仍然可以生育。而从理论上讲，当前列腺发生炎症时，前列腺液分泌量减少，从而使精液量减少，干扰了精子的生存和活动，同时使前列腺液中的酶的活性下降，精液黏度增加，液化时间延长。另外，炎症存在也可使精液的pH降低，并使机体产生抗精子抗体，使精子死亡。前列腺液中因炎症存在而含有大量的细菌和细菌毒素，可消耗精浆的营养成分，从而影响精子的存活，因此患慢性前列腺炎确实可能对生育产生影响。但从临床病例看，大多数的慢性前列腺炎患者的生育能力是正常的，少数患者虽然同时合并不育，但应认识到，引起不育的原因有很多，如过分强调慢性前列腺炎，往往会忽略其他原因，从而延误治疗时机，也可能不必要地加重了患者对本病的恐惧感。如果夫妻双方经系统检查未发现其他引起不育的原因，也不必过分紧张，因为慢性前列腺炎是可以治愈的。

为什么吸烟、饮酒会诱发前列腺炎？

酒进入人体内能加快血液循环，扩张血管，尤以扩张内脏血管最为显著，前列腺的血管当然也不例外。患前列腺炎，特别是急性前列腺炎时，应绝对禁酒，以免血管扩张致使炎症扩散，引起其他的连锁反应。对原有慢性前列腺炎患者来说，大量饮酒是非常有害的——大量饮酒能损害人体的防御功能，使细菌、病毒及其他微生物容易入侵，促使感染和旧病复发的机会大大增加，因此慢性前列腺疾病患者应慎饮酒。

烟草是一种茄科植物，也是含生物碱最多的植物之一。吸烟所产生的烟雾中有大量有害成分，主要有尼古丁、焦油、亚硝胺类、一氧化碳等，不但可以直接毒害前列腺组织，还会使机体自身识别、消灭和清除抗原异物的生理功能降低。长期吸烟的人，机体免疫力降低，容易受到有害微生物的侵害，前列腺自然也无法躲过。另外，由于慢性前列腺炎病程长，容易复发，治疗起来比较困难，对不吸烟者来说，在正常情况下某些细菌不会引起旧病复发，而对吸烟者来说，由于自身的免疫力已受到了破坏，就比较容易引起慢性炎症的急性发作和反复发作。

前列腺液和精液一样吗？

前列腺液是精液的组成部分，主要由前列腺分泌，并不完全等同于精液。

精液是精子和精浆的混合物。精子是在睾丸曲细精管中产生的活细胞，数目很多。精浆则是由睾丸液、附睾液、输精管壶腹液、附属性腺分泌液和尿道腺液等共同组成，其中包括前列腺液。前列腺液占精浆的20%~30%，但最多的是精囊腺分泌液，占精浆的60%~70%，其余成分仅占10%。精浆是输送精子必需的介质，同时还含有维持精子生命必需的物质，并能激发精子的活动力。

精液中含有多种物质，如高浓度的有机物质、无机离子和各种酶。其中，许多与精液凝固或液化有关的酶，都来自前列腺液，如氨基肽酶、纤维蛋白溶酶、精氨酸酯水解酶等。另外，柠檬酸全部由前列腺分泌而来，它的作用是维持精液渗透压和精子透明质酸酶的活性，故前列腺疾病会影响精液质量和精子活力。

前列腺炎属于性病吗？

性病是因不洁性接触引起的疾病，如淋病、梅毒、尖锐湿疣、疱疹、软硬下疳、阴虱都属于性病。性病主要通过性接触传染，但也可能通过接触被患者污染的衣裤、床上用品、毛巾、浴盆等传染。因此，前列腺炎不属于性病。

手淫会引起前列腺炎吗？

在男性性发育过程和性成熟后，手淫是一种非常常见的现象。长期和过于频繁的手淫，会刺激生殖器官经常处于充血状态，引起阴部或膀胱区的不适，而且充血状态有利于细菌的入侵而引起前列腺炎。但偶尔的手淫，则有利于前列腺液的排空。所以手淫对前列腺健康是否存在负面影响，关键是一个适度的问题。

病因篇

哪些因素可能诱发前列腺炎？

前列腺炎发病的重要诱因包括：吸烟、饮酒、嗜辛辣食品、不适当性活动、久坐引起前列腺长期充血，盆底肌肉长期慢性挤压、受凉、疲劳等导致机体抵抗力下降或特异体质等。

前列腺炎的诱发因素有哪些？

吸烟、饮酒、嗜辛辣食品、不适当的性活动、久坐引起前列腺长期充血，以及盆底肌肉的长期慢性挤压、受凉、疲劳等导致机体抵抗力下降或特异体质等。

细菌性前列腺炎有哪几条感染途径？

（1）上行性尿道感染：这是一条较为多见的感染途径。细菌经尿道口上行进入尿道，再经前列腺导管侵入前列腺体，引起急性或者慢性前列腺炎。导尿或者尿道器械检查可以将细菌带入尿道引起前列腺感染。前列腺炎的感染有时由性生活引起。无保护肛交亦可引起前列腺炎。值得注意的是，淋菌性尿道炎是引起前列腺炎的重要原因，随着近年淋病在我国的迅猛发展，其已经成为慢性前列腺炎的一个重要病因。性欲亢进或者过度手淫可以引起前列腺反复充血，诱发前列腺炎。前列腺增生或存在结石可使前列腺部尿道变形、扭曲、充血和排尿不畅，并使前列腺部尿道黏膜对抗尿道内原来可以和平共处的非致病菌的免疫能力下降，因而易发生前列腺炎。

（2）血源性感染：身体其他地方感染灶的致病菌可以经过血液循环到达前列腺引起前列腺炎。常见的有疖、痈、扁桃体、龋齿、呼吸道或者肠道感染灶的细菌入血后侵入前列腺。

（3）排到后尿道的感染尿液反流到前列腺管：急性膀胱炎、急性尿潴留、急性淋菌性后尿道炎等感染尿液经前列腺管逆流引起。

（4）直肠细菌直接扩散或通过淋巴感染：比较少见，可因前列腺邻近的炎症如直肠、结肠、膀胱、尿道等通过淋巴管道引起前列腺炎。

除细菌外还有哪些病原体可以引起前列腺炎？

除普通的细菌性前列腺炎外，还有包括淋菌、结核菌、真菌和寄生虫（如滴虫）等引起的前列腺炎；病毒、支原体、衣原体感染引起的前列腺炎。

慢性前列腺炎有哪些病因？

关于慢性前列腺炎的原因还没彻底研究清楚，看法很不一致。因此，慢性前列腺炎的病因不能用单一理论解释。分析起来与下面因素有关。

（1）前列腺充血：前列腺由于各种不同原因引起充血，特别是被动充血，是重要的致病因素。非感染性、非微生物性长时间充血，能形成非特异性炎症性反应。①性生活不正常：性生活过频，性交被迫中断，或过多的手淫等，都可使前列腺不正常充血。但性生活过度节制，也会产生长时间的自动兴奋，而造成被动充血。②直接压迫会阴部：骑自行车、骑马、长时间久坐等都可使前列腺充血，尤以骑自行车为著。③饮酒：饮酒能使生殖器官充血及引起性兴奋。④按摩过重：前列腺按摩时手法过重或过于频繁等均可使前列腺充血，这是医源性的前列腺充血。⑤感冒受凉：前列腺有丰富的 α-肾上腺能受体，在受凉之后，能引起交感神经活动，导致尿道内压增加，妨碍排泄，前列腺管也因收缩而妨碍排泄，产生郁积性充血。

（2）微生物感染：各种微生物，如细菌、原虫、霉菌、病毒、支原体、衣原体等都可成为感染病原，但以细菌为最常见。细菌的侵入途径包括：①血行感染：细菌性前列腺炎90%以上可找到感染灶。②淋巴感染：下尿路器官和结肠、直肠炎症可通过淋巴而感染前列腺。③直接蔓延：尿道内的细菌可直接导致前列腺感染。

（3）心身医学方面的因素：慢性前列腺炎患者约有半数以上合并不同程度的精神症状，其中有1%~5%的患者出现自杀倾向，尤其是多方求医、久治不愈者，精神痛苦有时大大超过疾病本身的影响，并为此四处求医，往往难以达到有效治疗的目的，则又会反过来加重病情和思想负担，两者互为因果，形成恶性循环。因此，医患之间的深入交流十分重要，且往往需要适当配合抗抑郁、抗焦虑治疗和心理调整，尤其是对于合并严重精神心理症状的患者。

慢性细菌性前列腺炎有哪些致病菌？

如大肠埃希菌、变形杆菌、克雷伯菌属、葡萄球菌，或链球菌等，也可由淋球菌感染，主要是经尿道逆行感染所致。

慢性非细菌性前列腺炎有哪些致病微生物？

大多数慢性前列腺炎属此类，对此病的致病原未有统一意见。可由沙眼衣原体、支原体、滴虫、真菌、病毒等所致。

症状篇

慢性前列腺炎临床表现有哪些?

慢性前列腺炎的表现因人而异,症状也五花八门,主要分为排尿改变伴尿道分泌物(尿频、尿急、尿痛、排尿时尿道不适或灼热;尿后和便后常有白色分泌物自尿道口流出,俗称尿道口"滴白"),或疼痛(会阴部、下腹隐痛不适,有时腰骶部、耻骨上、腹股沟区等也有酸胀感),还有的患者可以出现一些精神神经症状,比如头昏、头胀、乏力、疲惫、失眠、情绪低落、疑虑焦急等。

急性细菌性前列腺炎有哪些症状?

急性细菌性前列腺炎的临床表现一般可分为3类。

(1)全身症状:高热、寒战、乏力、虚弱、厌食、恶心、呕吐、全身不适伴关节痛和肌肉痛表现。突然发病时全身症状可掩盖局部症状。

(2)局部症状:尿道灼感,肛门会阴部疼痛,排尿时加重。

(3)尿路症状:尿频、尿急、尿道灼痛、尿滴沥。排尿不畅,尿流变细或中断,严重时有尿潴留。

上述症状并非全部出现,有的早期只有发热、尿道灼热,常常被误认为感冒。

急性细菌性前列腺炎容易引起哪些并发症？

急性细菌性前列腺炎容易引起的并发症主要有以下几点。

（1）排尿困难，急性尿潴留：急性细菌性前列腺炎引起前列腺充血、肿胀、压迫尿道，以致排尿困难甚至造成急性尿潴留。

（2）急性精囊炎或附睾炎：前列腺的急性炎症扩散至精囊，可引起急性精囊炎。细菌可逆行经淋巴管导致附睾炎。

（3）性功能障碍：急性炎症期，前列腺或有小脓肿形成，可有射精痛、疼痛性勃起、性欲减退、性交痛、阳痿、血精等。

（4）前列腺脓肿：急性前列腺炎的常见并发症，糖尿病患者易发生。

慢性前列腺炎有哪些症状？

慢性前列腺炎分为慢性细菌性前列腺炎和慢性非细菌性前列腺炎。单纯根据症状很难区分，常见的症状包括：

（1）会阴、睾丸及阴茎根部、耻骨上小腹部、腹股沟、腰胁及骶尾部隐、胀痛。

（2）下尿路刺激症状，如尿频、尿急或排尿不畅等。

（3）不同程度的性功能障碍。

什么是慢性前列腺炎症状评分？

美国国家健康机构（NIH）制定的慢性前列腺炎临床症状的客观评分标准：慢性前列腺炎症状指数（chronic prostatitis symptom index，CPSI），本问卷分别对慢性前列腺炎引起的疼痛或不适，对排尿的影响，以及对生活质量的影响进行评估。

患者根据过去一周的情况，回答以下问题，并记下每题的得分数。

（1）是否经历过以下事件？（经历过为1分，没有为0分，记下总分为本题得分）

    A．排尿时有尿道烧灼感或疼痛

    B．在性高潮（射精）后或性交时有疼痛或不适

（2）在下述部位有过疼痛或不适吗？（有过为1分，没有为0分，记下总分为本题得分）

    A．会阴部（肛门与外生殖器之间）

    B．睾丸

    C．阴茎头部（与排尿无关）

    D．膀胱或耻骨区域

（3）疼痛或不适经常发生吗？

    A．从未　　　　　　　　　0分

    B．少数几次　　　　　　　1分

    C．有时　　　　　　　　　2分

    D．多数时候　　　　　　　3分

    E．几乎总是　　　　　　　4分

    F．总是　　　　　　　　　5分

（4）下列哪一个数字最能描述疼痛或不适的"平均程度"？（"0"表示无疼痛，依次递增到最严重的"10"，表示可以想象到最严重的疼痛，所选的数字即本题的得分）

        0　1　2　3　4　5　6　7　8　9　10

（5）排尿结束后，是否经常有排尿不尽感？

    A．根本没有　　　　　　　0分

    B．5次中不足1次　　　　　1分

    C．少于一半次数　　　　　2分

    D．大约一半次数　　　　　3分

    E．超过一半次数　　　　　4分

    F．几乎总是　　　　　　　5分

（6）在排尿后2小时内，是否感到又要排尿？

    A. 根本没有   0分

    B. 5次中不足1次   1分

    C. 少于一半次数   2分

    D. 大约一半次数   3分

    E. 超过一半次数   4分

    F. 几乎总是   5分

（7）患病后是否影响日常工作？

    A. 没有   0分

    B. 几乎没有   1分

    C. 有时   2分

    D. 许多时候   3分

（8）是否总是想到症状存在？

    A. 从未   0分

    B. 几乎未   1分

    C. 有时   2分

    D. 许多时候   3分

（9）在以后的日常生活中，如果这些症状总伴随着你，你的感觉怎么样？

    A. 很快乐   0分

    B. 快乐   1分

    C. 大多数时候满意   2分

    D. 满意和不满意都有   3分

    E. 大多数时候不满意   4分

    F. 不高兴   5分

    G. 难受   6分

自我评估：第1~4问题测评的是疼痛或不适症状，总分0~21分。其中，第1~2题为疼痛部位，总分0~6分；第3题为疼痛频率，总分0~5分；第4题为疼痛的严重程度，总分0~10分。第5~6问题是关于排尿症状的，总分0~10分。第7~9问题是病情对生活质量的影响，总分0~12分。CPSI：满分45分，CPSI轻度：1~14分；中度：15~30分；重度：31~45分。

　　以上自我评估方法，并不是用于判断是否患有慢性前列腺炎，而是在被医生诊断为前列腺炎的情况下，判断病情严重程度或治疗效果。得分越高，表明病情越严重，总分下降表示病情有所好转或治疗有效。

诊断与鉴别诊断篇

如何诊断急性细菌性前列腺炎？

急性细菌性前列腺炎的诊断一般不困难，主要是根据病史、症状、直肠指诊及血尿常规检查。诊断要点如下。

（1）病史：发病前是否有过全身其他部位的感染病灶，如有无疖、痈等皮肤化脓性感染，扁桃体、龋齿或上呼吸道感染，急性尿道炎病史，以及有否尿道器械操作病史。

（2）症状：发病突然，全身症状有高热、寒战、厌食、乏力等，局部症状有会阴部疼痛，尿频、尿急、尿痛等尿路症状及直肠刺激症状。

（3）直肠指诊：急性前列腺炎应尽量避免前列腺按摩，以免引起菌血症。但急性前列腺炎的直肠指诊表现为：前列腺肿胀、压痛、局部温度升高，表面光滑，形成脓肿则有饱满或波动感。

（4）实验室检查：血常规检查，白细胞一般超过正常范围。尿液显微镜镜检可见大量白细胞及脓细胞，尿 $pH > 7$。

如何诊断慢性细菌性前列腺炎？

由于慢性细菌性前列腺炎的症状变异较大，临床表现常与慢性非细菌性前列腺炎类似，所以不能单独依靠临床表现，而是要结合体格检查、特别是实验室检查的结果进行诊断。其特征是前列腺液细菌培养有致病菌存在，致病菌与引起感染复发的细菌相同。另外，慢性细菌性前列腺炎常有反复的尿路感染发作和前列腺按摩液中持续有致病菌存在。

如何诊断慢性非细菌性前列腺炎？

临床表现类似慢性细菌性前列腺炎，主要表现为会阴、睾丸及阴茎根部、耻骨上小腹部、腹股沟、腰胁及骶尾部隐、胀痛，部分患者合并下尿路刺激症状，如尿频、尿急或排尿不畅等，并可出现不同程度的性功能障碍。所不同的是前列腺液培养细菌为阴性。特点为前列腺液检查白细胞大于10个/高倍视野，但多次细菌涂片及培养都找不到细菌。非细菌性前列腺炎目前还是一种病因不明确的疾病。

怎样看前列腺液常规检查的化验单？

前列腺液常规，又称EPS检查，前列腺液通过显微镜检查，主要目的是看有无白/红细胞、磷脂小体数量和滴虫、精子、淀粉样体以及有无细菌等。

卵磷脂小体

［参考值］多量，均匀分布满视野。

［临床意义］前列腺炎时，卵磷脂小体常减少成消失。

前列腺液常规细胞检查

［参考值］

白细胞<10个/HP（高倍镜视野）。

红细胞<5个/HP。

［临床意义］

（1）前列腺炎时白细胞增多。

（2）前列腺癌时红细胞增多。按摩过重，也可见较多的红细胞。

前列腺液常规滴虫检查

［参考值］无。

［临床意义］前列腺液中查到滴虫，对滴虫性前列腺炎有确诊作用。

前列腺液常规细菌检查

［参考值］无。

［临床意义］前列腺脓肿时，其分泌物浓厚且常带黏丝。并可找到细菌，常见致病菌有大肠埃希菌、葡萄球菌和链球菌等。

如何诊断滴虫性前列腺炎？

滴虫是一种人体寄生虫，它寄生在前列腺中引起的前列腺炎，可称为滴虫性前列腺炎。滴虫性前列腺炎在临床上并不少见，在男性生殖系统滴虫感染中，前列腺的滴虫感染发生率占25%~70%。但容易被忽视。究其原因，一方面是因为滴虫性前列腺炎的病因诊断比较困难；另一方面是由于临床医生多惯于将前列腺炎归因于较多见的细菌感染。

滴虫性阴道炎是妇女的常见病，当男子与患有滴虫性阴道炎的妇女同房后，就可能被传染。滴虫性前列腺炎的临床症状与细菌性前列腺炎大致相同，可以表现出排尿终末时疼痛、会阴部钝痛、直肠坠胀等不适。急性发作时，还可以出现尿频、尿急、尿痛等尿路刺激症状，甚至发热等全身症状。由于男性的滴虫几乎无例外地来自女方的传染，而妇女进行阴道滴虫检查则既方便又准确，为此，应该动员她们接受这项检查。无论是男方直接查出滴虫，还是女方患有滴虫性阴道炎，夫妻双方都应该共同进行治疗。

如何诊断霉菌性前列腺炎？

霉菌性前列腺炎是霉菌（又称真菌）感染引起的前列腺炎。

霉菌性前列腺炎的临床表现与细菌性前列腺炎相似，并常有睾丸疼痛。一般来说，霉菌性前列腺炎多合并有其他下尿路的感染，表现为尿液白细胞增多，尿细菌培养阴性，尿液的孢子球菌培养则阳性；做前列腺肛门指检，可发现前列腺硬而且有压痛。霉菌性前列腺炎尿道口有"滴白"现象，常在早上起床时可见到尿道口有稀薄水样分泌物或较浓稠的乳白色黏液，或者是大小便后尿道口有白色液体滴出；霉菌性前列腺炎时常会有阴部不适感或外生殖器及肛门部胀痛等。

治疗篇

急性细菌性前列腺炎如何治疗?

出现急性细菌性前列腺炎的症状时应及时至医院急诊就诊,主要治疗策略如下。

(1)卧床休息、大量饮水、输液支持治疗。

(2)应用抗菌药物:急性细菌性前列腺炎可根据尿液或前列腺液细菌培养结果选择敏感抗生素。但由于治疗初期细菌培养未及时回报或无条件时,应及时选用足量、高效的广谱抗菌药物,以控制病情发展,以后根据细菌培养和药敏试验再调整药物。用药之前先作中段尿细菌培养加药物敏感试验。常选用复方新诺明,因在前列腺中能达到较高浓度,可为口服的首选药物。用法:每日2次,每次2片,口服。喹诺酮类如环丙沙星、氧氟沙星;头孢菌素如西孢唑啉、头孢曲松;氨苄西林、红霉素、妥布霉素等。如厌氧菌感染则用甲硝唑或替硝唑。若体温较高、下尿路症状重、血中白细胞增高,应以静脉给药为佳。一疗程7日,可延长至14日。

(3)应用止痛、解痉、退热药物。

(4)若有急性尿潴留,应作临时性的耻骨上膀胱穿刺造瘘引流尿液,待病情控制能恢复自行排尿后再拔除造瘘管。

慢性细菌性前列腺炎如何治疗？

（1）应用抗菌药物：首选红霉素、复方新诺明、多西环素等具有较强穿透力的药物。亦可选用喹诺酮类、头孢类药物。一般用药30天。

（2）温水坐浴，有利于炎症的吸收和消退。

（3）忌酒及辛辣食物，避免长时间骑车或坐车等，有规律的性生活。

（4）结合中医中药治疗，特别是在恢复巩固期。中医一般把慢性前列腺炎分为湿热下注型、气滞血瘀型、肝肾阴虚型、肾阳不足型等进行辨证施治。

慢性非细菌性前列腺炎如何治疗？

（1）病原体为衣原体、支原体者可用多西环素、米诺环素、红霉素等。滴虫感染则用甲硝唑。真菌感染可用两性霉素B等。

（2）α肾上腺素能受体阻滞剂可以解痉、改善症状。如盐酸坦索罗辛缓释胶囊（哈乐）、盐酸特拉唑嗪片（高特灵）等。

（3）疼痛明显的患者可以联合应用止痛药。

（4）忌烟酒及辛辣食物，避免长时间骑车或坐车等，有规律的性生活。

（5）调节规律作息，保持心情舒畅，缓解精神压力是减轻慢性前列腺炎症状的主要办法。

为什么慢性前列腺炎难治疗？

慢性前列腺炎之所以难治，主要有以下几个方面。

（1）腺体屏障致密药物难以进入：前列腺是由结缔组织和平滑肌构成的被膜包裹，由于结缔组织致密坚韧，被膜、腺组织和间质等结构形成了一道药物难以进入的解剖屏障。

（2）腺管中尿液易于反流：前列腺可分为中央区、外周区和移行区。外周区腺管行程长且弯曲，与尿道成直角或斜行向上进入尿道。这种解剖结构不仅妨碍了前列腺分泌物引流，而且易使尿道周围区导管反流，逆流的尿液不但可以引起"化学性前列腺炎"，而且可将致病菌带入前列腺内，引起"感染性前列腺炎"，这是引起前列腺炎和造成难治的重要解剖因素。

（3）感染互相影响：前列腺与精囊、输精管、输尿管、膀胱和直肠等毗邻，处于中枢位置，故前列腺炎常继发于这些器官的炎症，并互相影响。由于前列腺开口于尿道，且接近尿道外口与外界相通，各种细菌就容易通过尿道口逆行进入前列腺引起感染。

（4）"性"奋过度，前列腺充血：频繁的性冲动，无所节制的性生活，过度的手淫，或经常强制性不射精的性交等，都会造成前列腺长期充血，充血久之则引起腺体纤维变性，使前列腺液排泄障碍，或分泌失常。

（5）病因及发病机制暂时不明：有关慢性前列腺炎的病因学说有多种，目前除充血学说、感染学说、免疫学说及尿液反流学说相对较普遍受认可以外，总的来说，对本病的病因及发病机制至今仍未完全阐明，许多问题还存在广泛争议。在证据不足的情况下制订治疗方案就难免缺乏针对性，而这也就成为难治的原因之一。

（6）心理障碍：慢性前列腺炎患者往往存有一定程度的心理障碍，其突出的临床表现是焦虑、多疑、恐惧和抑郁等症状。由于患者焦虑不安，疑心重重，听不进别人劝告，对治疗悲观失望，身心疲惫，机体的抗病能力自然就会下降，病情就易于反复，还可引发一系列并发症，此时再好的药物也难以起到应有的治疗效果。

（7）平时不注重作息：对慢性前列腺炎患者而言，重视平时的调养尤为重要。因为此病本来就是一个治疗时间比较长的慢性炎症性疾病。而许多不良的生活习惯，如嗜好辛辣烟酒等刺激性食物、经常熬夜、不洁性生活、长期纵欲或禁欲、过度手淫、不注意性卫生、久坐及长时间憋尿等，每能引起它的复发。所以不论是在治疗期还是在康复期，若患者不懂得调养，或不重视调养，对于不良诱惑和不良生活习惯不能自觉地加以克服、避免和控制，都可导致炎症反复发作，以致之前的治疗功亏一篑。

慢性前列腺炎能"根治"吗？

这是一个患者普遍关注的问题，慢性前列腺炎症状容易反复发作，迁延难愈，患者们都迫切地想知道，慢性前列腺炎到底能否根治。笔者不否认通过药物联合治疗，同时搭配良好的饮食作息习惯，有部分慢性前列腺炎患者症状消失后不再复发，但是大多患者往往是通过治疗后症状消失，而后由于某种原因如饮酒、疲劳等身体情况较差时继而再次出现慢性前列腺炎的症状。所以慢性前列腺炎对很多人来说更像是"感冒"一样，通过正规的治疗可以达到治愈，但是也不要过于寄希望于以后不再复发。注意生活起居，养成良好的生活习惯，保证充足的睡眠和起居有节的生活对治疗慢性前列腺炎所致的精神症状尤其显著。防止过度疲劳，预防感冒；忌烟酒、不食辛辣刺激饮食；不久坐，不长时间骑车；不久居寒湿之地；规律性生活。慢性前列腺炎属于心身疾病，所以发展自身兴趣爱好、进行适当体育锻炼可转移慢性前列腺炎患者的心理负担，消除焦虑情绪，减少精神症状。

慢性前列腺炎可以手术治疗吗？

慢性前列腺炎患者多为中青年，前列腺手术切除可能会造成性功能的损害或完全丧失，从而造成更严重的痛苦。另外，由于前列腺的炎症，腺组织与周围粘连，术中很容易出血且不易摘除干净，其结果是术后非但症状未有减轻，反而可能会产生诸多的副作用，因此，临床上是不主张采用手术治疗的。

如何自我按摩治疗慢性前列腺炎？

前列腺按摩疗法就是通过定期对前列腺按摩，来引流前列腺液，排出炎性物质而达到解除前列腺分泌液淤积、改善局部血液循环、促使炎症吸收和消退的一种辅助疗法。

对于前列腺体饱满、分泌物较多的患者，自我按摩不失为一种简单有效的方法。但是，以下几种情况就不宜按摩：被怀疑为前列腺结核、肿瘤的患者；慢性前列腺炎急性发作期患者；前列腺萎缩或硬化的患者。在自我按摩中，应该注意，发现前列腺触痛明显，囊性感增强，要及时到医院就诊。而前列腺自我按摩治疗只是一种辅助治疗手段，不能完全代替其他疗法。

按摩时，患者取下蹲位或侧向屈曲卧位，便后清洁肛门后，一只手食指戴上指套并以肥皂水润滑，伸入肛门，用食指的最末指节对着前列腺的直肠面，从外向内向下顺序对前列腺进行轻柔地按压，既先从腺体的两侧向中线各按压3~4次，再从中央沟自上而下向尿道外口挤压出前列腺液。每次按摩3~5分钟，以每次均有前列腺液从尿道排出为佳，按摩时一定要轻柔，每次按摩治疗至少间隔3天以上，一般每周按摩1~2次。按摩完毕后患者要立即排尿，可使存留于尿道的炎性分泌物随尿液排出。

怎样"保养"前列腺，避免前列腺炎复发？

（1）多饮水，不憋尿：多饮水不仅可以稀释血液，还可有效稀释尿液的浓度。一旦膀胱充盈有尿意，就应小便，憋尿对膀胱和前列腺不利。

（2）节制性生活：性生活要适度，不纵欲也不要禁欲。性生活频繁会使前列腺长期处于充血状态。因此尤其是要在性欲比较旺盛的青年时期，注意节制性生活，避免前列腺反复充血，给予前列腺充分恢复和修整的时间。当然，过分禁欲会引起胀满不适感，同样对前列腺也不利。

（3）前列腺炎的治疗是一个漫长的过程，患者常常病急乱投医，在花费大量时间、精力和财力之后，症状缓解仍然不明显。于是，很多患者就会在心理上对治愈该病失去信心，长期生活在一种挫折感之下，严重影响了正常的生活和工作。其实前列腺的治疗也并不是那么困难，关键是要找到好的疗法。患者如果重新审视一下自身的疾患，会发现疾病的症状波动，往往也跟情绪和精神状态有很大关系。在心情愉悦或者工作学习比较投入时，经常感到症状减轻，甚至感觉不到病痛；在情绪低落时，则感到病痛加重。而这种病痛加重的感受，又反过来使得情绪更加低落，从而形成恶性循环，造成心情的持续低落。所以，努力调节自己的心理状态，保持积极的生活态度，对于很多前列腺炎患者来讲，是心理上首先要重视和解决的问题。

（4）保持清洁：部分男性包皮过长，不及时清洁就容易藏污纳垢。细菌常会乘虚而入，这样就会导致前列腺炎。因此，坚持清洗是预防前列腺炎的一个重要环节。另外，每次同房前后都坚持冲洗外生殖器是很有必要的。

（5）健康饮食：避免烟酒，辛辣刺激食物，酒是一种有扩张血管作用的饮品，它扩张血管会引起脏器充血，加重病情，同样，也会扩张前列腺的血管。青壮年人若长期饮酒甚至有酗酒的习惯，容易患上前列腺炎。香烟中的烟碱、焦油、亚硝胺类、一氧化碳等有毒物质，不但可以直接毒害前列腺组织，而且还干扰支配血管的神经功能，影响前列腺的血液循环，加重前列腺充血。数据显示，长期吸烟的男人在40岁后出现前列腺肥大和慢性前列腺炎的机率是不吸烟人群的5倍。而大葱、生蒜、辣椒、胡椒等刺激性辛辣食品对前列腺和尿道具有刺激作用，食用后易引起前列腺血管扩张、水肿或导致前列腺的抵抗力降低，并有利于前列腺寄居菌群大量生长繁殖而诱发急性前列腺炎，或使慢性前列腺炎症状加重。患者常常在症状较重时能够节制辛辣食物，但症状缓解时又故态复萌，这也是前列腺炎迁延难愈的重要原因。所以在饮食上应多采用蒸、煮等烹饪做法，口味宜清淡，忌辛辣。

（6）尽量不要久坐：避免长时间打麻将、玩扑克、看电视等，伏案工作者或需长途乘车者注意每隔一段时间要起身活动活动筋骨。另外，骑自行车等骑跨动作，会对前列腺造成压迫，导致前列腺充血，因此应避免长时间骑自行车。